질병을 예방하고 내 몸을 살리는

해독주스

3일, 7일, 14일

모레나 에스까르도 · 모레나 꾸아드라 지음

이요안나 옮김

21세기사

질병을 예방하고 내 몸을 살리는 **해독주스** - 3일, 7일, 14일

초판 1쇄 인쇄 2016년 09월 20일
초판 1쇄 발행 2016년 09월 30일
지은이 : 모레나 에스까르도, 모레나 꾸아드라
옮긴이 : 이요안나
펴낸이 : 이범만
발행처 : **21세기사**
등 록 : 제406—00015호
주 소 : 경기도 파주시 산남로 72-16 (10882)
전화 : 031) 942-7861 팩스 : 031) 942-7864
홈페이지 : www.21cbook.co.kr
e-mail : 21cbook@naver.com
ISBN 978-89-8468-693-9

이 도서의 국립중앙도서관 출판예정도서목록(CIP)은 서지정보유통지원시스템 홈페이지(http://seoji.nl.go.kr)와
국가자료공동목록시스템(http://www.nl.go.kr/kolisnet)에서 이용하실 수 있습니다.(CIP제어번호: CIP2016022658)

헌사

....

나를 사랑과 다정함으로 보살펴주신 할머니에게 이 책을 바칩니다.

차 례

머리말

우리의 몸은 가장 정교하고 신비롭다. 우리는 우리의 신체보다 한수 앞서거나 완벽하게 몸을 이해할 수는 없을것이다. 그렇다면 이렇게 신비로운 우리 몸을 잘 도와 작동시켜야 한다는 아이디어는 어디서 나온 것일까?

이 질문은 디톡스 다이어트 혹은 "해독하다"를 말할때 가장 많이 나오는 질문이다. 우리 몸이 스스로 해야 하는 것을 왜 우리가 몸속 안까지 "청소" 해야 할까?

우리의 몸은 아무런 간섭이 없어도 스스로 잘 움직인다 라고 생각해도 될것이다. 그러나 사실은 우리 몸의 세포 하나하나가 완벽히 만들어 졌음에도 불구하고 우리가 바쁜 인생을 사는 동안 언젠가는 작은 부분들에 문제가 생기게 된다.

당신은 평범한 인생을 살고 있고, 자연식품만을 먹으며, 화학성분이 없는 세제와 화장품을 쓰며, 현재 복용하는 약이 없으며, 정수된 물을 마시며, 집에서 오르가닉 제품들을 사용하며, 숲이 울창하고 한적한 곳에 살며, 24시간 매일매일 와이파이나 핸드폰 같은 전자파에 노출되지 않은 삶을 산다면...대단하다! 당신은 당신이 가지고 있는 가장 소중한 것을 지키는데 매우 훌륭하다. 바로 당신의 몸이다. 하지만 현실적으로 이게 가능한 것인가?

이제 대부분 사람들의 삶은 자연과 멀리 떨어져있다. 몇십 년 전만 하더라도 몇천 가지의 새로운 화학물질들과 오염물들이 우리 삶속에 자연스럽게 스며들었다. 이제는 그야말로 아무리 노력해도 화학물질에서 벗어날 수 없게 되었다. 우리가 먹는 음식, 숨쉬는 공기, 우리가 쓰는 물품들, TV등... 또한 부정적인 감정들, 스트레스, 두려움, 분노는 우리의 몸과 생각에 독소를 만든다.

초고속적인 양의 독소는 매일 우리몸에 짐이 되곤 한다. 성실한 우리의 몸은 컨디션을 유지하기 위해 노력하고 있지만 이내 뒤쳐지고만다.

시간이 흐르면서 몸은 처리할 수 없는 독소들을 갖기 시작하고 또한 몸의 독소를 제거해주는 장기들은 너무 많은 일을 한 나머지 활동이 느려지기 시작한다. 더 위험한 생활방식을 살고 있다면, 더 많이 당신의 몸은 시한 폭탄처럼 아무도 모르는 곳에 저장되어 있는 수많은 병과 통증이 터지기를 기다리고 있을것이다.

좋은 소식은 이 문제에서 빠져나올 방법이 있다는 것이다. 문제를 깨닫고 적절한 방법을 효율적으로 사용해 독소로 부터 몸을 보호하기 시작한다면, 당신은 다시 건강해지며 항상 꿈꿔왔던 웰빙으로 더 가까이 갈 수 있을 것이다.

야생의 동물들을 보면 그들이 어떻게 자연적으로 치료되고 회복되는지 알 수 있을 것이다. 동물들은 아프게 되면 수의사에게 가지 않는다. (사람이 데려가지 않는 이상) 또한 줄줄이 약을 먹지도 않는다. 그렇다면 동물들은 무엇을 하는가? 그들은 잠을 많이 자며, 음식을 하루 또는 이틀 동안 먹지 않는다. 다시 윤기가 나고 회복되기까지 이것밖에 필요하지 않다.

예를 들어 아유르베다 (인도의 고대 의학 장수법)에 역사속 여러 문화의 치유자, 의사, 현자들은 무자극, 유동식 다이어트, 혹은 단식이 많은 고대 전통 방법이 사용되었다는 것을 분명 알고 있었다. 당신이 아플때 몸과 위장이 쉬며 고쳐질 수 있는 시간을 주는 것은 가장 효과적인 자연 의료법이며, 우리 몸의 웰빙을 지속하기 위해 정기적으로 해야 하는 가장 기본적인 방법이다. 현대인의 생활에서는 "독소가 너무 많아져도 어쩔수 없다" 라는 생각보다는 우리 몸이 좀 더 건강해 지도록 충분히 쉴 수 있는 시간과, 슈퍼 영양 주스로 면역력을 높여 보는것은 어떨까?

만성질환과 노화를 방지할 수 없다는 생각이 부정적이며 올바르지 않은 생각이다. 당신은 배의 선장으로서 손에는 정확한 정보와, 또한 확고한 생각을 가지면 원하는 방향으로 어디든 갈 수 있다. 당신의 소중한 몸은 당신이 마땅히 받아야할 보살핌을 기다리고 있다. 당신이 실천하기만한다면 놀랍도록 응답할 것이다. 이 책은 간단한 방법으로 몸의 손상을 치료 하고 또한 우리 몸의 내적 파워를 이끌어 내며 지속적인 건강과 웰빙을 가질 수 있도록 안내해줄 것이다.

우리들 이야기

모레나 E

내가 첫 주스의 세계와 만난것은 아주 어렸을때라 주스가 지금 이렇게 내 인생의 기둥이 된 것은 운명이라고 생각한다. 내가 어린아이에서 어른으로 커가던 시절 나의 어머니는 네모난 빨간 믹서기에 사과, 당근, 사탕무를 넣고 주스를 만들어 주셨다. 나는 호기심이 아주 많은 아이였음으로 낯선 기계에서 이상하지만 맛있게 생긴 액채가 나왔을때 무조건 먹어봐야만 했다.

그때에 나는 생야채를 먹는 것을 좋아하지는 않았다. 나는 점심시간 식탁에 놓여져있는 샐러드를 먹는 아이도 아니였다. 나는 4살부터 채식주의자가 되긴 하였지만 항상 탄수화물, 유제품, 특히 설탕을 먹는 것을 좋아했다. 과일도 좋아했으며 요리된 야채를 먹는 것을 즐겼다. 나에게 아삭아삭한 생야채를 먹는 것은 말도 안되는 일이며 재미없고 따분한 음식이었다. 내가 이렇게 토끼보다 더 많은 야채를 먹는다는 사실은 여러사람 뿐만 아니라 나에게 가장 놀라운 일로 다가왔다. 이때부터 나의 주스에 대한 사랑과 건강한 생활 방식이 시작된 것이다.

90년대에는 오늘날처럼 해독주스가 이렇게 큰 트랜드가 아니었다. 내가 자라온 페루에서는 더더욱 아니었다. 어머니는 다른 사람들에 비해 건강에 대해 더 앞섰으며, 내가 어머니의 주스 실험 둥지에 태어난것을 행운이라 말할 수 있을것이다. 내가 어머니의 마법의 물약에 빠진것을 알게 되었을때, 어머니는 규칙적으로 마셨을때와 혹은 가끔 한번씩 마실때의 장점을 설명해 주시곤 하였다. 나는 해독주스가 달콤해서 좋아하게 된것인지 또는 직감적으로 건강한 생활방식에 끌린것인지, 엄마처럼 되고싶어서 좋아하게 된것인지 그 이유는 모른다. 무슨 이유가 되었든지 끌리게 되었다.

해독주스의 세계에 빠진뒤 나는 수많은 노력을 하였다. 주방에서 수백시간을 투자하며 과즙기를 연구하고, 신선한 야채를 씻고 자르며, 시끄

러운 소리를 내고, 한쪽에서 무지개 색의 액체를 만들어내는 미스테리한 과즙기와 씨름하였다. 나는 다양한 종류의 재료들을 실험하고, 싹과 허브를 키우며, 냉장고에는 해독주스를 위한 건강에 좋은 식품들과 슈퍼푸드, 예를 들어 견과류 스프레드, 햄프 가루, 마카, 클로렐라, 스피룰리나로 넘쳐났다. 집에서는 매일 해독주스를 마셨으며, 또한 나는 가끔 하루 동안 해독주스 단식을 하여 내 몸이 쉴 수 있도록 해주었다.

매일 해독주스를 마시며 독소를 빼줌으로써 따라오는 효과는 아주 많다. 친구들은 항상 내 피부가 백옥 같다고 칭찬 한다. 그중 한명은 농담으로 임신하였을 때처럼 광채가 난다고 말하곤 하였다. 나의 옷 사이즈는 내가 고등학교를 졸업했을 때의 사이즈와 똑같다. 유전적으로 축복받았을지 몰라도 분명 날씬한 허리 사이즈는 나의 생활 방식에서 많은 영향을 받았을 것이다.

가끔 나도 규칙적인 음식을 못 먹을 때도 있지만, 그럴 때마다 항상 많은 물을 섭취하고 신선한 해독 주스와 야채 위주의 식단으로 돌아온다. 규칙적으로 건강한 음식을 먹을 때마다 몸에 더좋은 음식을 원하게 된다. 건강한 음식을 먹는 것은 좋은 버릇을 갖는 것과 같으며 그러다 보면 해독 주스에 차츰 중독될 수 있다. 우리 몸에 필요한 것을 공급하는 즉시 당신은 지금까지 몰랐던 참된 영양분이 무엇인지 알게 되고 더 원하게 될것이다. 이것이 시작된다면 당신과 몸의 관계는 예전같지 않을것이다. 당신의 몸은 더욱 더 건강한 몸을 가지기 위해 당신이 뭘 원하는지 말하게 될것이다. 당신이 해야 할 일은 그저 듣는 것이다. 나는 당신이 해독주스를 시도해보는 것을 강력히 추천한다.

모레나 C (나의 어머니)

어머니는 이 책의 공저자 일뿐만 아니라 나를 어렸을때 부터 매력적인 해독주스, 단식, 디톡스의 세계로 인도해 주셨다. 어머니도 어렸을때 부터 수많은 단식을 하시면서 건강을 지켜오셨다. 나의 할머니는 일주일간 단식 (음식을 하나도 먹지않고 물만 마시는것), 후에 몇일간 해독 주스를 마시고 아무 이유없이 몇일 동안 쫄쫄 굶는 딸을 보시며 공포스럽고

끔찍하셨을 것이다. 아무도 나의 어머니에게 어떻게 몸을 해독하는지 왜 하는지 가르쳐 주지 않았다. 마치 잠재적인 자연의 힘에 이끌려 매년 두 번씩 몸의 독소를 빼야한다는 것을 알게 되었다. 본능에 이끌린 것이다.

이것이 무엇을 의미하는가? 대부분의 사람들은 특히 식탁에 앉았을때 가장 중요한 것을 잊기 쉽다.

나의 어머니는 디톡스 다이어트를 전혀 계획하지 않았을 뿐더러, 다이어트를 하면서 한번도 학교에 빠지거나 다른 아이들과 다르게 지내지 않았다. 처음 이틀간 시작했을때 이따금 생기던 두통을 제외하곤 어머니의 몸은 매우 가볍고 생기 있었다. 가끔 음식을 먹고 싶은 욕구가 생기곤 했지만 깨끗해진 몸을 볼때마다 유혹은 말끔히 사라졌다. 어머니는 해독주스를 시작한 후 식사를 할때 미각이 전보다 더 민감해졌다는 것을 느끼게 되셨고 전보다 과일과 채소의 맛을 더 맛있게 즐길 수 있게 되었다.

어머니는 어머니만의 특별한 방식에 대해서 이렇게 표현한다. 우리 몸이 음식에게서 휴식을 필요로 할때, 휴식을 취해주면 전보다 훨씬 몸이 좋아지는걸 느낄 수 있다. 그런데 왜 안하는가? 어머니는 지금 50대이지만 복용하시는 약이 하나도 없다. 또한 20대의 몸매와 에너지를 가지고 계시고 얼굴에 주름 하나도 없다. 이런 결과를 보고도 시도해보지 않을 이유가 하나도 없지 않는가?

제1장
독소의 실체

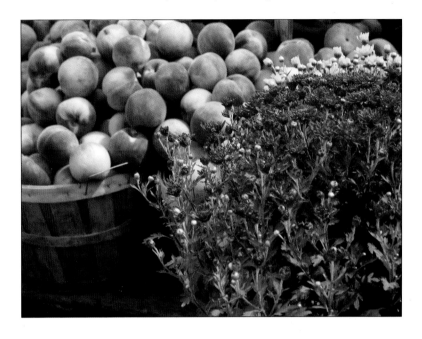

독소는 우리 주위 곳곳에 있다. 독소를 완전히 피하려는 것은 비현실적일 뿐만 아니라 가능하지 않는 일이다. 샴푸, 향수, 플라스틱 물병, 농약 등... 어디를 가든지 무수한 화학물질들이 당신의 몸에 들어가려고 하고 있다. 비 자연적인 우리 삶의 방식 때문에 수많은 화학물질들이 우리 몸이 다룰 수 있는 양보다 더많이 쌓여가고 있다.

문제는 해독작용을 하는 몸의 기관들이 자기가 해야 할일을 못하고 있는것이 아니라, 해야 할 일이 너무 많기 때문에 뒤쳐 지고 있는 것이다.

가려움과, 아픔, 통증이 시작되고 눈에 보이는 이유는 독소들이 우리 몸에 침투하여 자리 잡았기 때문이다.

독소가 많을 때의 부작용

당신은 항상 몸에 문제가 있다고 느껴지지만 정확히 무엇인지 모를 때가 있습니까? 자주 기분이 안좋거나 몸이 불균형 하다고 느껴지십니까? 대부분 그렇게 느껴진다면 당신의 몸은 당신에게 손을 흔들며 너무나 많은 독소에 억눌려 있다고 말하려 하는 것일지도 모른다. 당신 생각에 독소와 관련된 삶을 살지 않고 있다 하더라도 대부분의 사람들은 독소와 가까이 있다.

증상들 :

- ◆ 소화가 되지 않는다
- ◆ 만성피로
- ◆ 두통
- ◆ 감정기복이 심해지고 우울증이 온다
- ◆ 혀에 설태가 낀다
- ◆ 과민성 대장
- ◆ 얼굴에 황반이 낀다
- ◆ 열과 땀이 많이 난다
- ◆ 여드름
- ◆ 허릿살이 많아진다
- ◆ 면역력이 떨어진다
- ◆ 신진대사가 활발하지 않다
- ◆ 콜레스트롤이 높아진다
- ◆ 알러지와 땀띠가 난다
- ◆ 높은 혈압
- ◆ 알코올과 약에 과민 반응이 일어난다.
- ◆ 속쓰림
- ◆ 눈밑에 다크서클

이 목록들은 몸에 독소가 너무 많을때 일어나는 증상으로써 해독주스를 꾸준히 먹는다면 회복될 수 있는 것들이다. 여기에 쓰여진 증상들 뿐만 아니라 수많은 증상들이 몸속에 쌓인 독소 때문에 생길 수 있다.

간 : 우리 몸의 대장

간은 몸의 장기중에 심장 다음으로 가장 일을 많이 하는 장기이다. 간의 역활은 무엇이 몸에 유익하고 있어야 되는지, 또한 어느것이 몸에 부적절하고 손상을 입히는지 결정하는 것이다. 한의학에서는 왜 간을 우리몸의 대장이라고 하는지는 분명 우연이 아닐것이다.

간은 아침 저녁으로 다중작업을 하며, 매의 눈을 가지고 혈액에 들어오는 모든 것들을 심사하며, 생화학적으로 변형시켜 우리몸의 영양분으

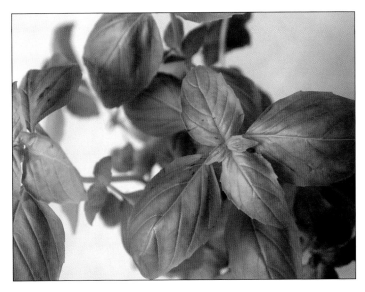

로 쓰이게 하든지, 제거하든지, 아니면 지방으로 저장시켜 필요할때 쓰일 수 있도록 만든다. 이것은 마치 혈액을 매우 정교한 체에 걸러 불필요한 모든 독소를 걸러내어 화장실에 갈때나 땀으로 몸에서 빠져나오게 하는 것과 같다.

간은 엄청난 일을 하고 있지만, 간이 능률적으로 일을 하지 못하게 막는 요소들이 있다.

과식하는 문화

당신은 차를 한번도 멈추지 않고, 카센터에 한번도 가지 않으며, 필요한 부품을 바꾸지 않고 계속 쓸 수 있을것 같습니까? 당연히 차는 곧 문제가 생기고 고장이 나겠지요. 닥터 마이클 모슬리의 책 "The Fast Diet" [더 패스트 다이어트] 에서는 소화기능에 휴식을 주지 않고 충동적으로 먹는 우리의 모습을 차의 엑셀 페달을 계속 밟고 있는 것과 비교한다. 사람들은 자신의 장난감이나 물건은 소중히 다루지만 왜 자신의 몸은 이런 대우를 받아도 괜찮다고 생각하는 것일까요? 우리 몸이 아무런 불평없이 잘 움직여 줄것 이라는 생각은 올바르지 않습니다.

당신은 하루에 몇번이나 식사를 합니까? 자주 조금 조금씩 여러번 음식

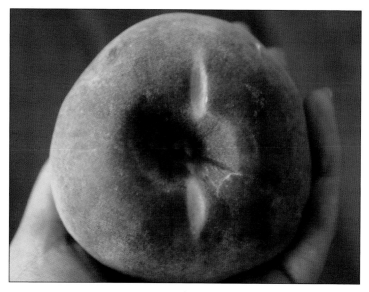

을 섭취하는가? 솔직하게 생각해 보길 바란다. 당신이 대부분의 사람과 같다면 배가 고프든지 그렇지 않든지 간에 음식을 많이 섭취한다 . 이러한 우리의 음식에 대한 집착 때문에 몸의 에너지는 그 많은 음식을 소화시키는 데에만 집중할 수 밖에 없다.

소화 기관이 음식으로 부터 휴식을 가질 시간을 주면 에너지는 더욱 더 중요한 휴식, 디톡스, 회복 등에 많은 시간을 투자할 수 있다. 간 또한 너무 많은 독소에서부터 벗어나 예전부터 쌓여있었던 독소들을 하나하나씩 걸러낼 수 있다. 이것이 독소를 빼내는 기간동안 음식 대신 해독주스를 마셔야되는 중요한 이유이다. 또한 항산화 작용을 할 수 있는 과일과 야채들은 간을 공격하는 독소와 부족한 영양에서 벗어나게 해준다.

활성산소의 공격

활성산소는 사람들이 생각하는 것처럼 나쁜 것만은 아니다. 활성산소는 사실 간을 도와 독소들을 몸에서 빠지게 하는 것을 도와준다. 하지만 건강한 세포들을 나쁜 활성산소로 변형시키기도 하며 새로운 세포들을 공격하기도 한다. 그러나 우리의 똑똑한 몸은 이것에 대한 대책이 있다.

바로 항산화 효소를 만들어 건강한 세포들을 활성산소에서 보호하는 것이다. 하지만 너무 많은 독소 때문에 몸안에 활성산소가 많다면 결국 몸의 균형이 깨져버리게 된다.

 디톡스 다이어트는 독소의 침투를 막아내서 몸안에 쌓여있던 독소를 빠져나갈 수 있게 해준다. 또한 주스의 풍부한 영양이 몸의 균형을 맞춰줄 항산화제를 만들어 바쁜 현대 생활에서 받았던 활성산소에서 벗어날 수 있게 해준다. 해독주스가 얼마나 큰 역활을 하고 있는지 이제 조금씩 이해가 가시나요?

제2장
해독주스의 파워

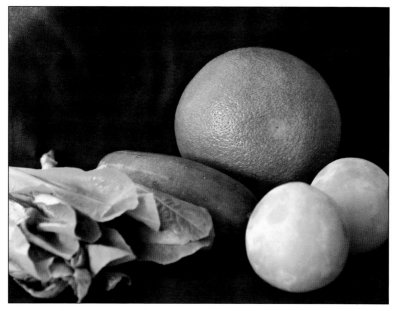

해독주스를 규칙적으로 마신다는 것은 모든 종류의 멀티비타민을 다 섭취하는것과 같다. 과일과 야채는 영양소가 매우 풍부하지만 음식을 씹어 먹을 때는 영양소가 섬유질에 갇혀 있어 영양소가 충분히 전달되지 않는다. 하지만 해독주스로 섭취 할 경우, 섬유질에 있는 영양소까지 다 뽑아내어 바로 혈류로 보낼 수 있다.

좋은 자연 환경에서 사는 사람은 해독주스가 만들어 주는 대용량의 영양소가 필요없을 것이다. 하지만 우리가 사는 환경은 그렇지 않기 때문에 우리는 몸에게 필요한 영양소를 공급해 줘야 한다.

해독주스는 어떻게 해독작용 역활을 해주는가

위에서 말했듯이 해독주스를 마시면 우리의 몸은 소화하는 일로부터 휴식을 갖을 수 있으며, 당신의 에너지는 음식을 소화하는 것에 중점을 주는 대신 몸의 회복에 더 신경 쓸 수 있게 된다. 그 중 하나는 몸속에 쌓여 있는 노폐물들을 몸 밖으로 제거 하는 작업이다. 하지만 이것 말고도 더 있다.

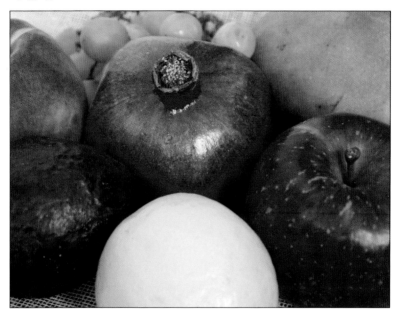

슈퍼 영양소

해독주스는 우수한 영양소 때문에 몸이 스스로 해독 하도록 도와준다. 주스안에 있는 영양소들은 해독작용을 하는 세포들을 자극시켜 세포들을 더욱 건강하고 튼튼하게 만들어 준다. 해독주스가 우리 몸을 세척 하는것이 아니라 몸 안의 세포들이 일을 더 잘할 수 있도록 도와주는 역활을 하는 것이다.

이렇게 세포들이 도움을 받았을때 쌓여있는 독소들을 더 많이, 더 빠르게 빼낼 수 있다. 그와 동시에 우리 몸은 독소가 더 이상 방해 하지 않기 때문에 더 많은 양의 영양소를 흡수할 수 있다. 해독 주스를 시작하면 이렇게 몸에 활력을 더해주는 싸이클이 시작된다. 대단하지 않은가?

당신이 하루에 세끼를 먹고 단식을 하지 않아도 해독주스를 식사에 포함시키는 것만이라도 몸이 활발하게 일하는데 큰 도움이 된다. 또한 보너스로 많은 음식을 먹지 않아도 포만감이 있을 것이다.

독소가 많은 가공식품을 먹는 것은 이와 정반대의 효과를 나타낸다. 우리가 항상 미국의 표준 식사를 (Standard American Diet)할때마다 아주 조금 혹은 영양소를 아예 섭취하지 못한다. 또한 세포를 약하게 할뿐만 아니라 독소를 더 생기도록 돕게 하는 것이다. 햄버거나 핫도그 같은 가공식품을 섭취하게 된다면 우리 스스로 아프고 싶다고 애원하는 것과 다름없다.

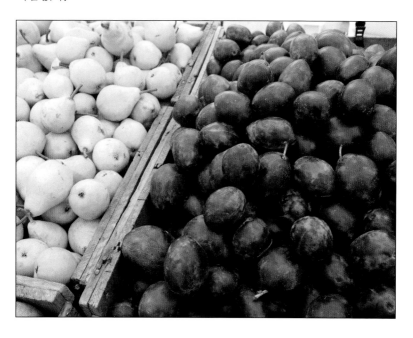

주스와 스무디

해독주스와 스무디의 차이는 크지 않다. 해독주스는 과일과 야채에 있는 섬유질을 포함하지 않고 있지만 스무디는 다 포함하고 있다. 그렇다면 어떤것이 더 좋은 것인가?

두가지 다 장점과 단점을 가지고 있다.

해독주스는 혈당을 막아주는 섬유질을 포함하고 있지 않기 때문에 혈당이 높아질 수도 있다. 하지만 이것은 당이 많은 과일을 줄이고 녹색을 띠는 야채들을 더 많이 섭취하면 해결되는 문제이다. 해독주스는 아무런 방해없이 바로 혈류로 흘러가기 때문에 몸에 매우 이롭다. 주스를 마시면 몸에 생기가 돌고 행복함이 생기는 것을 느낄 수 있을것이다. 시도해보길 바란다.

그와 반대로 스무디는 섬유질을 다 소화시켜야 하기 때문에 혈류로 가는데 더 많은 시간이 걸린다. 또한 섬유질이 포만감을 생기게 하기 때문에 작은 양의 야채와 과일을 사용하여 영양소가 부족할 수 있다. 포만감을 원한다면 이것이 스무디의 장점이 될 수 있다.

이 모든것을 생각 했을때, 나는 해독주스를 더 권장한다. 왜냐하면 더 많은 영양소를 섭취할 수 있을 뿐만 아니라 몸의 기관에 휴식을 취할 시간을 줄 수 있기 때문이다. 시간이 있다면 항상 해독주스를 먹는데에 투자 하길 바란다.

하지만 집에 믹서기 밖에 없거나, 항상 바쁘다면 과일과 야채를 갈아 스무디를 만들어 영양을 보충하는 것도 좋은 방법이다. 냉동 과일이나 냉동야채를 먹는것은 소화기능을 약화 시키니 가능 하다면 아예 먹지 않거나 충분히 녹인 후에 먹는 것을 추천한다. 스무디는 빈속에 마시고 약 1시간 뒤에 다른 음식을 먹는 것이 좋다. 이 책에 있는 대부분의 해독주스는 물을 조금 넣거나, 녹차, 견과류 우유를 넣으면 스무디로 될 수 있다.

해독주스의 효과는 왜 오래 가는 것일까?

몇몇의 영양사들은 디톡스 다이어트를 그저 빠른 효과를 갖을 수 있는 유행으로 생각한다. 나도 어느정도 동의 하는 바이다. 당신이 그저 한번 해독주스를 마시고 다시 담배를 피거나, 술을 매일 마시거나, 아침을 도넛츠로 먹고 점심을 피자로 먹는 생활을 한다면 해독주스는 당신의 삶을 바꿀 수 없다. 하지만 올바르게 마시기 시작한다면 건강한 삶을 사는데에 한발짝 더 나아갈 수 있으며, 노력과 투자를 통해 건강한 삶을 살수 있는 의식을 갖게 된다.

눈에 띄고 오랫동안 지속되는 효과를 얻으려면 식단을 바꾸고 주기적인 단식을 해야 하며, 가능하다면 생활 방식도 바꿔야 한다. 식단을 바꾸는 것은 당신이 생각하는 것보다 어렵지 않다. 폭식이나 항상 따라오는 배고픔은 영양소가 부족하기 때문에 일어나는 것이다. 당신은 매일 많은 양의 음식을 섭취하고 있을지 모르나 몸에 불필요한 영양소 밖에 없다면 우리 몸은 계속 음식을 달라고 할 것이다. 몸에 쌓여 있는 독소들을 빼내기 시작하고 세포들에게 필요한 영양분을 공급한다면 몸이 알아서 당신에게 무슨 음식이 필요하다고 말해 줄 것이다. 해독 주스의 좋은점 중 또 하나는 중독성이 있다는 것이다. 우리 몸이 해독주스에 익숙해 진다면 계속해서 영양소가 풍부한 음식을 원하게 될 것이다.

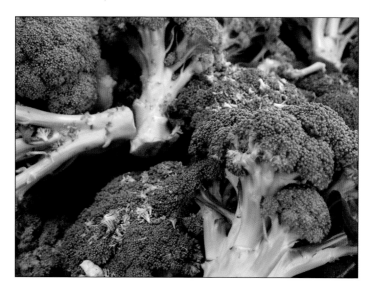

디톡스 후에는 어떻게 되는가

디톡스를 시도한 후 다시 예전의 바쁘고 정신없던 생활습관으로 돌아가 아주 가끔씩 건강한 음식과 해독주스를 마신다고 해도 아무것도 하지 않는 것 보다는 낫다고 생각한다. 해독주스를 통해 잠시나마 몸의 독소를 빠져나가게 하여 영양소를 좀 더 효과적으로 흡수해서 몸의 균형을 잡아주는 것이 아무 관리도 하지 않는 것보다 훨씬 낫다.

 하지만 당연히 규칙적으로 영양소가 풍부한 해독주스를 마시며, 건강식품을 먹는 것을 추천한다. 당신의 노력은 분명 가치가 있을것이다.

주스로 해독해야 하는 10가지 이유

1. 당신은 인스턴트 식품을 오랫동안 섭취했다.
2. 당신의 몸이 무엇을 원하는지 정말 알고 싶다.
3. 당신의 소화기능은 그동안의 과식에서 휴식기가 필요하다.
4. 당신은 오랫동안 젊어 보이고 싶다.
5. 몸안의 세포들을 세척하고 싶은 욕구가 있다.
6. 충동적인 폭식에서 벗어나 건강한 음식을 먹는 습관을 갖고 싶다.
7. 당신은 건강하다는 느낌을 갖고 싶으며 육체적, 정신적, 감정적으로 좋지않은 증상들을 떨쳐내고 싶다.
8. 옷의 사이즈가 잘 맞기를 원한다.
9. 매일 갖게 되는 육체적, 감정적인 독소에서 벗어나고 싶다.
10. 모험심이 강한 당신은 새로운 과일과 야채를 먹는 것을 시도해보고 싶다.

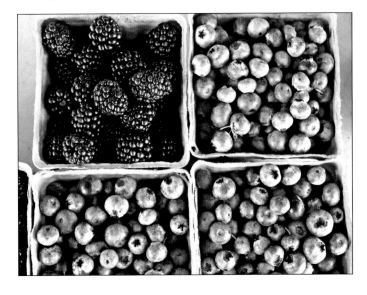

제3장
해독주스 다이어트란

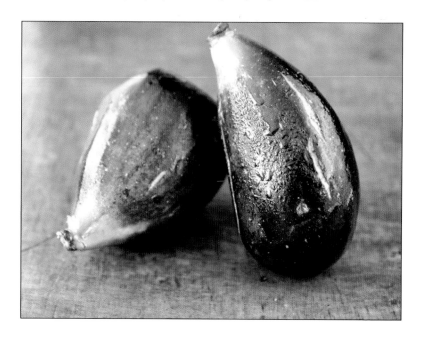

해독주스를 마시는 방법에 대한 다양한 의견들이 있다. 어떤 사람들은 몇 주일 동안 물과 해독주스를 마시며 모든 음식은 피하는 반면, 또다른 사람들은 해독주스와 음식을 같이 먹는 사람도 있다.

나의 지인은 3주 동안 해독주스로 디톡스를 했다. 그가 말하기를 3일째 되는날 배고픔이 사라지게 되고 활력이 생기며, 정신이 맑아지는 것을 경험했다고 한다. 하지만 대부분의 사람들은 짧은 기간동안 디톡스 하는 것을 선호한다.

나는 그 무엇 보다도 가장 중요한 것은 실천에 옮기는 일이라고 생각한다. 해독주스 때문에 배고프고 기분이 우울해진다 해서 당신의 인생을 바꿀만한 다이어트를 이틀만에 포기한다면 무슨 소용이 있겠는가?

나는 당신이 디톡스 다이어트를 성공하고 그 기간동안 충분히 즐기기를 바란다.

얼마동안 그리고 얼마나 자주 세척해야 하는가?

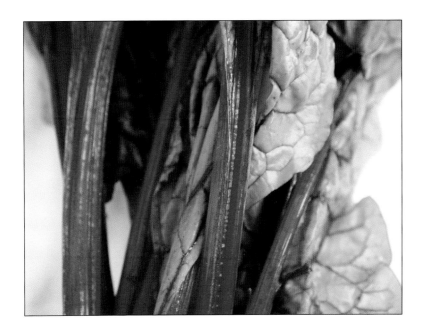

개인적으로 하루에 한번은 해독주스를 마신다. 보통 간식으로나, 아침 전 또는 저녁 전에 에피타이저로 마신다. 전날 먹은 음식 때문에 너무 배부르거나, 소화가 되지 않은 것 같으면 저녁이나 아침대신 해독주스를 마시기도 한다.

나는 하루동안 해독주스 단식을 하기도 하는데 초승달이 뜰때나 계절이 바뀔때 주로 하곤 한다. 단식을 할때 다른 음식은 일체 먹지 않고 해독주스만 마신다. 이 날에는 하루에 3번에서 4번 주스를 마신다. 내가 이렇게 하루동안 단식하는 것은 전혀 문제가 되지 않는다. 왜냐하면 하루가 금방 갈 뿐만 아니라 다음날에 내가 먹고 싶은 것을 다 먹을 수 있다는 생각 때문이다. 나는 하루 이상 단식을 하거나 너무 자주하면 신진대사가 빨라지고, 몸이 약해지는 느낌을 받으며, 감기에 들거나 심각한 두통에 걸리기도 한다. 이렇듯 모든 사람들은 다 다르기 때문에 올바른 방법을 찾아 당신에게 가장 잘 어울리는 방법을 사용해야한다.

만약 모든 시도를 해본 후에 3일 단식이 가장 잘 맞는다면 당신의 생활방식과 건강상태에 따라서 한달에 한번 혹은 계절이 바뀔때마다 한번 하는 것을 추천한다. 7일 이나 14일 단식은 최상의 결과를 원한다면 1년에 한번 또는 두번 하는 것이 좋다.

봄은 우리 몸을 세척하기에 아주 좋은 계절이다. 우리가 매년 봄에 대청소를 하는 것과 우연의 일치이다. 우리 주위를 청소한다는 것은 우리 몸을 청소해야 하는 시기도 왔다는 것이다. 그러니 새들이 짹짹 울고 꽃들이 활짝 피는 계절, 우리의 몸도 깨끗이 세척하는 것이 어떨까?

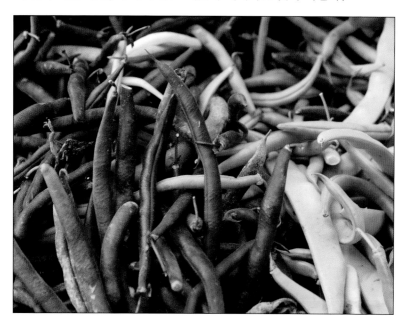

먹어야 하나 말아야 하나?

이 책은 3일, 7일, 14일 프로그램으로 나뉘어져 있다. 하지만 이 프로그램들은 주스로만 하는 단식은 아니다. 왜냐하면 여러분들이 원하는 시기에 원하는 방법으로 자연스럽게 주스의 세계로 빠져들기를 바라기 때문이다. 이 방법이 좋은 이유는 자신이 여러 가지를 시도해보면서 자신에게가장 잘 맞는 방법을 찾을 수 있기 때문이다. 항상 안전한 방법을 시도하길 바란다. 몸에 무엇인가 이상이 생기면 즉시 멈추고 음식양을 더 늘리거나 주스양을 줄여야 된다. 모든 사람의 몸은 다 다르기 때문에 당신에게 가장 알맞는 방법을 찾아야 한다.

 이 책의 레시피를 통해서 당신만의 디톡스 레시피를 만들기 원한다면 이지침서를 참고하길 바란다.

- 3일 프로그램은 아침과 저녁을 주스로 마시고, 간식으로 하루에 두번 주스를 마시길 바란다. 점심은 평상시대로 먹으면 된다.
- 7일 프로그램에서는 1일, 4일, 7일의 아침, 저녁은 주스를 마시길 권장한다. 점심은 많이, 건강식으로 먹는다. 하루에 두번 배가 고플때 간식으로 주스를 마신다. 다른 날에는 저녁을 주스로 마시고 (초록색의 레시피중 하나) 건강식의 아침과 점심을 먹는다. 배가 고프면 초록 주스를 먹는 것을 잊지 않는다.
- 14일 프로그램에서는 첫번째 날에는 두끼를 주스로 대신하고, 두번째 날에는 한끼를 주스로 마시고, 세번째 날에는 평상시대로 식사하는 것을 권장한다. 하지만 하루에 간식으로 한번 혹은 두번 초록 주스를 마셔야 한다. 14일이 될때까지 이 방법을 반복한다.

 모든 프로그램에는 하루에 한번 혹은 두번, 간식으로 주스를 먹는것을 추천한다. 간식으로 마시는 주스는 과일이 적게 들어가고 야채가 많이 들어가는 레시피를 권장한다. 이 레시피들은 슈퍼 파워 그린 레시피 편에서 찾아볼수 있다.

이 시간을 통해서 우리의 몸이 무엇을 원하는지 자세히 들어보길 바란다. 갈증, 불안감, 지루함에서 나오는 것이 아닌 정말 배가 고픔을 느낄때는 언제인가? 왜 특정한 시간에 이 음식을 먹고 싶어 하는가? 어느 감정에 의해서 배고픔을 느끼는가? 무슨 음식을 피하려고 하는가, 혹은 어떤점을 채우고 싶어서 음식을 섭취하는가?

이렇듯 몸의 세척을 통해서 자신과 음식의 관계, 몸, 내적 감정을 되돌아볼 수 있는 계기가 될수 있다. 건강에 대한 폭넓은 의식을 가지고 시작한다면 해독주스는 당신의 인생에 기대보다 더 큰 영향을 미칠것이다.

몸을 세척하는것이 과연 안전할까?

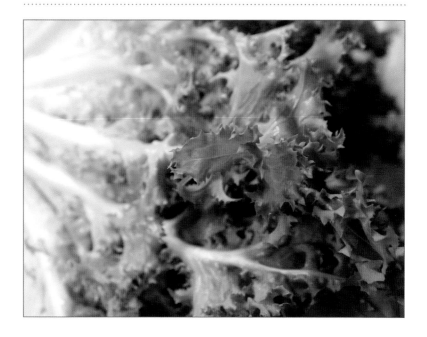

몸을 세척하는 것은 마치 우리몸의 버튼을 재설정 하는 것과 같다. 전 세계의 현자들은 수백 년 동안 몸과 정신과 영혼을 맑게 하기 위해 규칙적으로 금식을 해왔다 (해독주스와 함께 혹은 해독주스 없이) .

나는 당신의 삶과 건강을 더욱 더 향상시키기 위해 해독주스를 권장한다. 나는 전문 의사가 아니지만 해독주스를 통해 내가 일생 동안 경험한 것을 이야기하는 것이다.

만약 이러한 증상이 있다면 해독주스를 시작하기 전에 전문의와 상의하길 바란다.

- ◆ 당신은 만성병 혹은 심각한 건강 상태를 가지고 있다.
- ◆ 당신은 식이장애를 가지고 있다.
- ◆ 현재 복용하고 있는 약물이 있다.
- ◆ 현재 임신을 하였거나, 임신을 하려고 하거나, 모유 수유를 하고 있다.
- ◆ 상식적으로 다른 이유 때문에 위험할 것 같다.

그렇다면 전문의사와 상의 하지 않는 이상 당신이 아무리 건강하더라도 14일 이상 단식 프로그램을 실행하는 것은 권장하지 않는다. 하지만 단식이 끝난뒤 하루에 한번 혹은 두번의 해독주스를 마시거나 몸이 필요하다고 느낄때 가끔 식사 대신 해독주스로 대체해도 된다.

해독주스의 부작용

몸을 세척하기 시작하면 대장, 간, 폐, 방광, 창자, 피부, 콩팥, 지방조직 등에 쌓여있던 독소들을 빼낼 수 있다. 한해동안 효과없는 다이어트, 불규칙한 생활방식을 해왔다면 그로인해 축적되있던 독소들을 빼내야 한다. 독소를 빼내면서 따르는 부작용들이 있을 수 있는데 예를들어 부어오름, 가래, 여드름 등이 처음에 심해질 수 있다.

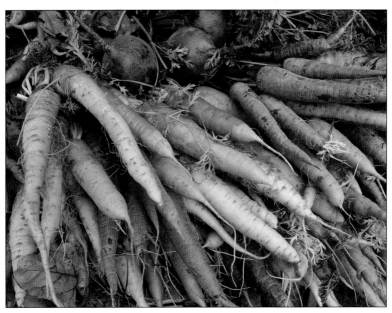

이러한 증상들은 자연적이다. 왜냐하면 쌓여있던 독소들이 몸을 빠져나가기 전에 혈류를 거쳐서 나가야 하기 때문이다. 결국 이러한 부작용들은 해독주스의 장점에 비하면 아무것도 아니다. 끈기 있게 노력한다면 곧 터널의 끝을 지나 빛을 볼 수 있을 것이다.

부작용이 시작된다면 물을 많이 마셔 독소가 빨리 몸에서 빠져나가도록 도와야 한다. 만약 부작용이 너무 심하거나 계속 된다면 세척을 멈추고 나중에 좀 더 순한 방법으로 시작해본다.

반대로 어떤 사람들은 부작용이 전혀 없을 수도 있다. 사람마다 다 케이스가 다르니 너무 심각하게 생각하지 않아도 된다. 모든 다이어트가 그렇듯이 해독주스에도 위험이 따른다는 것을 솔직하게 이야기 하고 싶다. 부작용을 피하기 위해서는 최대한 천천히 시작해야 한다. 특별히 불규칙하고 영양가 없는 식사 습관을 가졌다면 더욱 조심하고 또한 매일 과일과 야채를 조금씩 조금씩 먹는데 익숙해져야 한다. 예를 들어 독소를 빼내는 제일 첫째날 "쓸쓸한 민들레 해독주스" 처럼 보통보다 3배나 더 강력한 디톡스 주스를 마신다면 몸이 엉망이 될 것이다. 대신에 거북이 처럼 느리게, 하나하나씩 천천히 디톡스 주스에 적응해 가길 바란다.

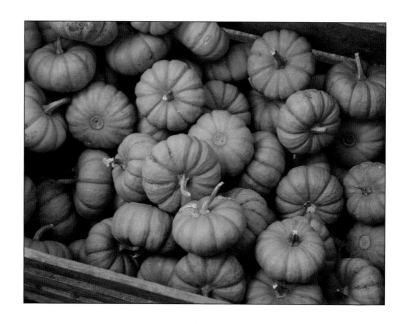

몸을 세척할때 도움이 되는 5가지 방법

- 아침에 일어나자마자 몸을 깨끗이 씻는다. 피부는 우리몸에서 가장 큰 기관이기 때문에 매일매일 독소는 피부의 모공을 통해서 빠져나간다. 만약 모공이 막혔다면 독소는 다시 재흡수되어 혈류로 흘러가게 된다. 규칙적으로 피부를 문질러 씻을때 독소들이 빠져나갈 수 있게 해주며 더 어려보일 수 있는 피부를 만들수 있게 해준다. 화장실에 스크럽 용품들을 놔두면 잊어버리지 않고 쉽게 기억할 수 있으며 양치질하는 것과 같은 습관이 될것이다.

- 운동하라. 몸을 움직일 때마다 쌓여있는 독소들이 땀구멍을 통해서 빠져나가기 때문이다.

- 아침에 일어나면 혀를 깨끗히 닦는다. 혀클리너는 우리가 생각하는것 보다 훨씬 중요하다. 우리몸은 주로 잘때 해독을 시작하는데, 잠에서 깨어난뒤 생기는 혀의 설태는 지난밤 사이 몸에서 분출해낸 독소들이다. 설태를 닦아내지 않으면 다시 독소를 먹는것이니 혀를 깨끗히 닦아야 한다.

- 마사지를 받는다. 몸속 깊이 마사지를 하여 긴장감을 풀어주면 그안에 쌓여있던 독소들도 움직이게 된다. 그러니 마음껏 마사지를 받으며 건강한 기분을 느끼고 마사지 후에 물을 많이 마셔서 독소가 빠져나갈 수 있게 해준다.

- 잠을 일찍 잔다. 밤을 좋아하는 부엉이들이나 파티를 좋아하는 젊은이 들에게는 힘들 수 있지만 몸을 세척하는 기간에 적어도 밤10시에는 잠자리에 들도록 한다. 당신의 간은 그 시간대에 가장 활동적이기 때문에 당신이 잠을 자는 사이 모든 에너지가 몸을 정비하는데 쓰이도록 해줄 수 있다.

제4장
추천 다이어트

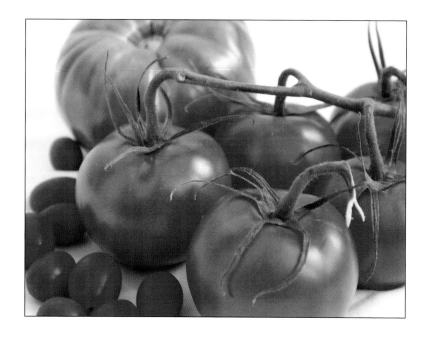

　몸을 세척하는 기간 동안 따라야 할 팁들이 몇가지 있다. 당신이 3일 프로그램, 7일 프로그램 혹은 14일 프로그램을 시작할때 지켜야 하는 그리고 피해야 할 음식들과 먹어야 하는 음식들이 있다. 이 지침서들을 따른다면 몸의 어느 부분이 재충전이 필요한지, 그리고 건강을 해치게 하는 것이 무엇인지 알 수 있다.

다이어트 할때 해야 할것

◆ 밀을 제외한 곡물류를 먹는다. 만약 정제된 식품이라면 (아무런 영양소가 없는 하얀 ,섬유질이 없는 음식) 먹지 않는다.
◆ 자주 신선한 야채와 과일을 먹는다. 오르가닉을 먹으면 더욱 좋다.

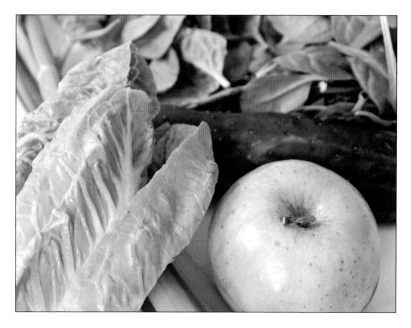

◆ 씨와 견과류는 몸에 많은 에너지를 공급해준다. 하루동안 물에 담
  궈 논뒤 까서 먹으면 소화가 더 잘된다. 캐슈나 땅콩은 곰팡이가 잘
  생기기 때문에 해독하는 기간 동안은 먹지 않도록 한다.

◆ 콩류는 식이섬유, 에너지,영양소를 많이 가지고 있다. 싹이 나있
  으면 몸이 붓는것을 방지할 수 있기 때문에 더욱 좋다. 싹이 나있
  는 콩류를 찾기 어렵다면 요리하기 하루전 물에 담가놓기 바란다.
  또한 통조림 콩은 피하도록 한다.

◆ 발효음식은 많은 영양소를 가지고 있으며 다른 음식들도 쉽게 소
  화시켜 준다. 또한 면역력을 높여주는 박테리아가 많이 들어있어
  소화기능에도 큰 도움을 준다.

◆ 향신료와 약초들을 음식에 첨가한다. 건강해지고 싶다고 해서 무
  조건 단조롭고 싱거운 음식만 먹을 필요는 없다. 향신료와 약초는
  음식에 첨가하면 더욱 더 풍미롭고 몸이 힐링되는 효소들을 많이
  가지고 있다.

◆ 소금은 몸에 필수적인 미네랄이기 때문에 두려워 할 필요없다.
  하지만 가공된 식염은 미네랄이 전혀 없고 필요없는 첨가물이 있
  기 때문에 섭취하지 않는것이 좋다. 히말라야과 페루비안 핑크 소
  금은 순하고 영양소가 많은 최상의 바다 소금이다. 하지만 지나치
  게 먹는 것은 좋지 않다. 그동안 짠음식에 익숙해진 당신의 미각에
  휴식을 주어 음식의 참 맛을 찾아보자.

- 식용류는 당신의 웰빙에 매우 중요하다, 그래서 까다롭게 잘 선택해야 한다. 나는 오르가닉 저온 압축법으로 짜낸 엑스트라 버진 올리브 오일, 아마씨 기름 (flaxseed), 삼씨 기름, 참기름, 코코넛 기름을 추천한다. 마가린 혹은 쇼트닝 (이것은 음식이 아니다!)과 가공된 기름인 옥수수와 카놀라유는 삼가도록 한다.
- 허브차는 포만감을 느끼게 해주며, 소화력을 높이고, 정신을 맑게 해주는 효능이 있다. 일반 차보다는 농약 위험이 없는 오르가닉 허브차를 먹도록 한다.
- 우리 몸은 많은 양의 물로 채워져있다. 몸을 해독하는 기간 동안 해독주스가 걸러내는 독소들을 몸밖으로 빼내기 위해 물을 많이 마셔야 한다. 플라스틱 병에는 독성이 함류되어 있으니 플라스틱 병에 들어있는 물은 피하도록 하고 수돗물을 필터에 걸러서 먹는 것이 더 낫다.

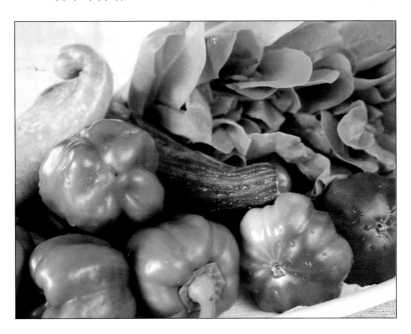

다이어트 할때 하지 말아야 할것

- 해독기간중에 당연히 하지 말아야 할 것은 술을 마시는 것이다. 간의 기능을 더 좋게 하려고 할때 술을 마시는 것은 케익을 냉장고에서 굽는것과 같이 잘못된 행동이다.

◆ 알러지 반응을 일으키는 음식은 모두 피한다. 더 확실히 하고 싶다면 병원에서 알러지 테스트를 받아서 피해야 하는 음식들을 아는것이 좋다.

◆ GMO (유전자 변형 식품) 는 유전자가 조작된 식품이다. 이러한 식품들은 자연에서 만들어진 것이 아니라 가공되었기 때문에 몸에 필요한 영양분을 공급하지 못하며 음식을 통해 몸이 힐링되는 것을 경험할 수 없다. 또한 위험한 농약과 화학품으로 만들어진 것이 대부분이다.

◆ 콩과 옥수수는 대부분 유전자 재조합 식품이다. 또한 알레르기를 유발하는 원인이기도 하다. 콩은 발효된 것이 아닌 이상 몸에서 소화하기 어려움으로 해독 기간에는 삼가고, 알러지가 없다면 오르가닉 으로만 섭취하도록 한다.

◆ 글루텐은 밀에 포함된 중독성이 강한 쫄깃쫄깃한 질감의 물질이다. 세계적으로 글루텐이 몸에 맞지 않아 알러지 반응을 하는 사람들이 더 많아지고 있다고 한다. 해독 기간중에는 글루텐을 섭취하지 않도록 한다.

◆ 설탕은 해독기간 중에 꼭 피해야 한다. 만약 정말로 먹어야 한다면 항상 설탕양을 절제해서 먹어야 한다. 정제 설탕은 많은 만성병의 원인이다. 또한 강한 유독성을 가지고 있으며 몸에 염증을 만든다. 이것 말고도 나쁜점을 다 쓰려면 너무 많아 하나 하나 리스트 하지 않겠다. 설탕에게 NO 라고 강력히 외쳐라. 설탕없이 절대 살 수 없다면 생꿀, 메이플 시럽, 야콘 시럽, 루쿠마 파우더, 스테비아 등이 좋은 대안이 될 것이다. 여기서 핵심은 항상 절제하며 먹는 것이다.

◆ 인공 감미료는 당신의 신경계와 뇌에 매우 해롭다. 해독 기간중 몸에 필요한 당분들은 과일을 섭취하면서 얻을 수 있다.

◆ 해독기간중 고기와 유제품은 절대적으로 피해야 한다. 당연한 이유는 이러하다. 당신이 오르가닉 고기와 유제품을 섭취하지 않는 이상 당신은 동물들이 농장에서 접하게 되는 온갖 호르몬과 항생제를 똑같이 섭취하게 되기 때문이다. 또한 GMO (유전자 변형 식품)와 동물들이 섭취했던 독소들도 간접적으로 섭취하게 될 것이다. 게다가 고기는 소화하기 힘들다. 해독주스를 통한 궁극적인 목표는 몸에 휴식을 주는 것인데 이렇게 소화되기 힘든 음식을 섭취하면 해독주스를 마시는 의미가 없을 것이다. 대부분의 사람들은 락토스 (젖당)를 소화시키기 힘들다. 락토스를 섭취하게 되면 몸에 점액과 염증을 만든다. 해독기간중 고기와 유제품을 줄이다보면 평소에도 섭취량을 줄이는데 익숙해질 것이다.

- 카페인은 간의 역활을 방해하고, 몸의 수분을 제거하며, 신경계에 영향을 준다. 그래서 잠을 자야할때 깨어있게 만들고 스트레스를 더욱 악화시키며, 정서적으로 불안하게 만든다. 해독기간에는 섭취를 금지한다.
- 첨가제가 많이 들어가거나 방부제, 통조림 음식은 최대한 피하도록 한다. 음식의 성분이 발음하기 어려운 것이 들어있다면 먹지 않는다.
- 이 책의 많은 레시피들은 견과류 우유가 들어간다. 해독기간중이라도 (만약 가능하다면 항상) 집에서 만들어 먹기를 권한다. 일반 마트에서 파는 것은 신선하지 않고, 첨가제가 많이 들어가 있다.
- 또한 많은 레시피들이 코코넛 워터를 사용한다. 가능 하다면 신선한 코코넛으로 잘라서, 거기서 나오는 물을 사용한다. 아니면 시중에서 무첨가제 생 코코넛 주스를 산다. 저온 살균된 코코넛 워터는 아무런 소용이 없다. 몸에 해롭지는 않겠지만 생 코코넛 워터가 주는 영양소는 거의 없다.

입에 쓴것 일수록 몸에 더 좋다

당신은 달콤한 것을 좋아하나요? 이것에 대해서 부끄러워 할 필요는 없다. 달콤한것은 독이 있는 것이 아니기 때문에 달콤한것을 좋아한다는건 인간의 기본 생존 전략이다. 당신은 썩은 아몬드를 먹고 너무나 달다고 느낀적이 있습니까? 물론 저도 없습니다. 음식이 오래되면 당연히 맛이 써진다(오래된 아몬드의 경우 정말로 썩은맛이 납니다). 이것이 바로 인간이 쓴것을 싫어하고 순하고 단것을 좋아하는 이유이다. 우리는 몸을 아프게 하고 심지어 목숨을 빼앗을 수도 있는 독소, 혹은 입에 쓴 음식을 멀리하려 한다.

하지만 수많은 종류의 음식을 말하면 이야기는 달라진다. 당신은 때때로 문제를 일으키는 원인이 그 문제를 해결할 수 있는 해독제가 된다는 것을 아시나요? 음식의 경우 많은 양의 쓴 음식은 몸에 해로울 수 있지만 작은 양을 섭취한다면 몸에 있는 독소를 빼내는데 좋은 역활을 할 수 있다. 자연은 항상 특별한 방법으로 우리를 놀라게 한다.

물냉이, 아루굴라, 무, 민들레 같이 쓴 음식들은 디톡스를 하는데 가장

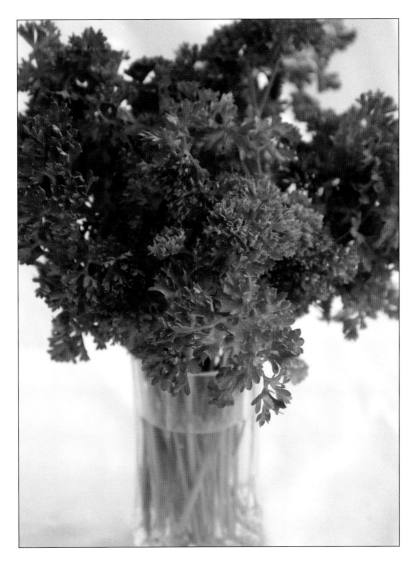

좋은 음식들이다. 이 음식들은 간과 콩팥의 기능을 활발하게 해주며, 혈당을 조절하고, 영양소를 흡수하는 기능을 향상시켜 준다. 이 책에 나오는 레시피들에 이러한 쓴 음식들이 첨가 되어 있을 때에는 분명한 이유가 있다는 것을 기억하기 바란다.

슈퍼푸드로 해독주스의 효과를 더 높여보자

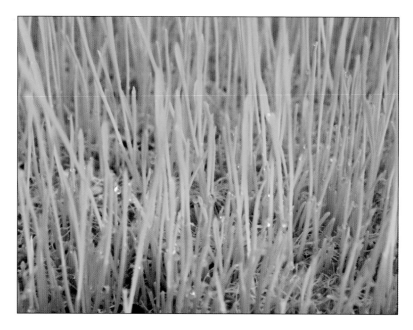

건강식품점을 갔을때 듣지도 보지도 못한 이상한 이름과 재료로 만들어진 슈퍼푸드를 본 경험이 있을 것이다. 이 트렌디 한 음식들은 특별한 영양소가 많이 집중되어 있는 것이 특징이다. 슈퍼푸드는 많은 방면에서 몸을 건강하게 해주는 긍정적인 효과를 나타나게 해준다.

많은 슈퍼푸드는 가루나 씨앗으로 판매한다. 그래서 슈퍼푸드를 먹기 가장 쉬운 방법은 주스나 스무디에 넣어서 먹는 방법이다. 슈퍼푸드는 훌륭한 영양소를 공급할 뿐만 아니라 해독주스를 한층 더 보완할 수 있고 디톡스를 도와주는 효능이 있다. 또한 해독주스의 맛과 식감을 더 높여주고, 포만감을 느끼게 해주며, 엄청난 에너지를 공급한다.

이 책에 나오는 몇몇 해독주스 레시피에 슈퍼푸드를 첨가한 레시피들도 있다. 하지만 원한다면 모든 해독주스에 슈퍼푸드를 첨가해도 좋다.

추천 하는 슈퍼푸드:

◆ 치아씨드는 물에 넣어두면 부피가 늘어나며 투명한 젤리층으로 변한다. 주스에 첨가하면 식감이 변하고 포만감을 주며 소화를 촉진시켜 다이어트에 효과적이다. 해독주스에 티스푼으로 한숟갈 넣어 치아씨드가 가라앉을 때까지 5분에서 10분 기다린 후 불려서 마시면 된다.

◆ 클로렐라는 녹조류로 엄청난 양의 (밀싹의 40배이다!) 엽록소, 비타민, 무기질, 단백질등이 포함되어 있다. 클로렐라의 짙은 녹색의 색깔만 보아도 얼마나 영양소가 풍부한 음식인지 알 수 있다. 클로렐라는 오염속에서 얻게된 몸의 독소를 빼주며 중금속 배출, 또한 피와 세포조직을 맑게 해준다. 맛이 매우 강해 해독주스 본연의 맛을 잃게 하지만 쓴 만큼 몸에 약이 된다.

◆ 카엔고추 소량을 해독주스나 물에 섞어 마시는 것도 좋은 방법이다. 카엔고추는 동맥에 쌓이는 플라크를 없애주며, 혈액을 깨끗히 해주고, 세포를 다시 재건해주며, 혈액순환을 시켜주어 나쁜 콜레스테롤과 불필요한 물질들을 몸에서 빼내어 준다.

◆ 알로에 베라는 무맛이며 모든 주스에 잘 혼합되기 때문에 세척기간에 섭취하기 가장좋다. 알로에 베라는 몸속의 독소를 제거해주며 세포의 재생을 활발하게 해주며 장을 깨끗이 해준다. 섭취하는 방법은 알로에를 2인치 (5.08cm)로 짤라 물에 하루동안 담궈논다. 초록색 껍데기안에 있는 젤을 칼로 분리하여 해독주스와 함께 믹서기에 갈아 마신다. 아니면 마트에서 손쉽게 젤이나 주스로 된 알로에를 살 수 있다.

◆ 코코넛오일은 세척기간에 제가 가장 좋아하는 재료로써 모든 해독주스에 넣을 수 있고 풍부한 에너지를 공급한다. 과거에 코코넛오일은 라우르산 이라는 포화지방 때문에 향균성 오일이라고 불리어 심장병이 생기는데 영향을 미친다고 하였다. 하지만 밝혀진 결과 라우르산은 콜레스테롤 수치를 낮추고, 갑상선 기능을 높여주어 건강에 매우 좋다고 한다. 이 슈퍼오일은 또한 혈당을 낮쳐주어 너무 달콤한 과일주스를 마실때 같이 섞어서 마시면 좋다.

◆ 아마씨는 통채로 혹은 가루로 해독주스와 함께 먹으면 쉽게 포만감을 느낄 수 있다. 통채로 섭취할 경우 몸의 독소를 빼주며 장운동이 활발해 진다. 갈아서 섭취할 경우 아마씨에 있는 풍부한 오메가 3 오일과 항산화제를 섭취 할 수 있다. 커피 그라인더와 1분만 시간을 낸다면 풍부한 영양소를 얻을 수 있기 때문에 갈아 마시는 것을 추천한다.

- 햄프 (대마,씨앗 또는 가루) 는 필수 지방산이 풍부하여 식물중에서 단백질이 가장 많은 식물중 하나이다. 아침에 마시는 스무디나 해독주스에 햄프를 첨가해서 하루를 포만감 있고 에너지 있게 보내자.
- 마카는 안데스에서 자라는 것으로서 당근의 일종이다. 페루의 산삼이라고도 알려진 마카는 풍부한 에너지를 공급한다. 또한 호르몬 조절 능력이 뛰어나고 성기능 개선에도 효능이 탁월하다. 주스나 스무디에 조금씩 타먹길 바란다. 하루에 티스푼 한숟갈이면 적당하다.
- 밀싹주스는 엽록소, 단백질, 비타민 E가 아주 많다. 한잔만 마셔도 몸속의 독소를 대부분 빼주고 에너지 보충이 된다. 가능하다면 집에서 밀싹을 짜서 해독주스와 함께 마시길 바란다 (밀싹 녹즙기가 있어야 한다). 아니면 가까운 주스 바에 가서 신선하게 짠 밀싹 한 잔을 사서 마셔도 된다.
- 타히니는 중동의 참깨로서 허머스를 더 걸쭉해지게 해준다. 타히니는 생 참깨로 만들어 졌으며 땅콩버터 보다 농도가 묽고 더 쓰다. 참깨가 가진 모든 영양소가 타히니에 다 모여 있으며 특히 칼슘이 매우 풍부하다. 냉장고에 넣어서 보관하면 된다.
- 스피룰리나는 엄청난 힐링파워와 중금속을 배출해내는 효능을 가졌다. 짙은 녹색의 미세 조류인 스피룰리나는 고단백, 철분, 오메가 3, 비타민 B,C,D,A,E 를 가지고 있다. 약 혹은 파우더로 복용 할 수 있다.
- 사카잉키 오일은 고대 페루 아마존 정글의 사카 잉키 씨에서 추출되었다. 생김새와 맛이 견과류와 비슷하며 식물중에서 가장 많은 오메가 3을 함유하고 있다. 또한 항염제 작용을 하며, 뇌, 심장의 면역력을 높여준다. 온도에 매우 민감하기 때문에 섭취할때 뜨거운 온도와의 접촉을 절대 금한다.

제5장
오 하면 오르가닉

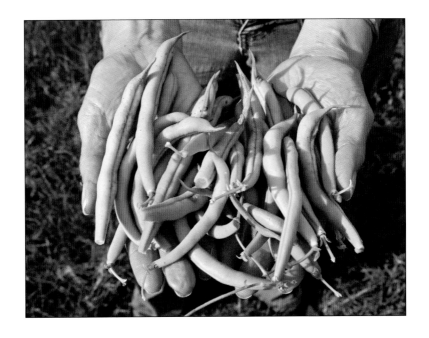

 오르가닉 음식은 독소로부터 멀리할 수 있는 좋은 방법이 되며 건강과 삶의 질을 높일 수 있다. 오르가닉이 무엇인지 몰라도 괜찮다. 지금부터 차근차근히 알아 보자.

음식에 있는 독

 마당에서 식물을 키울때 작은 벌레들이 키워놓은 식물들을 뜯어먹고 망치는 모습을 자주 볼 수 있을 것이다. 또한 식물들끼리 서로 전염되어 죽는 경우도 있다. 이러한 위험에서 피하기 위해서는 화학물질을 이용해야만 아름다운 정원을 가꿀 수 있다.

농사를 지을때도 마찬가지이다. 짧은 시간안에 효율적으로 수많은 농작물을 기르기 위해 식료회사들은 모든 종류의 인조 비료, 화학물, 농약들을 흙과 식물에 뿌리곤 한다. 이렇게 함으로써 수많은 농작물을 한꺼번에 기를 수 있고 더 많은 이익을 남길 수 있기 때문이다. 하지만 우리는 이러한 환경에서 길러진 농작물들을 직접적으로 섭취하게 된다 .

나는 농부들이 농약을 뿌리는 모습을 보면 참 혼란스럽다. 그러면 농약을 뿌린 농작물을 사람은 먹어도 된다는 말인가?

이 문제에 대해서 더 알아가보자.

영양소는 다 어디로 갔을까?

화학물질을 먹고 자라난 농작물은 우리가 항생제를 먹고 자라는 것이나 다름없다. 이쯤 되었으면 항생제는 몸속에 있는 나쁜 박테리아뿐만 아니라 병에 걸리지 않게 도와주는 건강한 박테리아도 죽인다는 것을 알게 되었을것이다. 길게 보았을때 항생제는 문제의 시작이다. 왜냐하면 우리의 면역력을 약하게 만들고 몸을 자주 아프게 만들기 때문이다.

농작물 또한 화학물질을 받고 자라다보면 약해지기 마련이다. 화학물질에 의존하다 보니 농작물 자체가 더이상 면역력을 키울 이유가 없다고 느끼기 때문이다. 음식의 "면역 시스템" 안에는 수많은 영양소가 들어있다. 농작물이 인조 비료에 의존해서 우리의 건강을 지켜주는 영양소를 만들어 내지 않는다면 이 음식을 섭취하는 우리 또한 영양소를 충분히 얻지 못한다.

간략하게 말하자면, 농작물+ 화학물질= 불충분한 영양소+독소 이다.

오르가닉은 좋지만 누구나 살 여유는 없다.

오르가닉을 생각하면 일반 제품보다 더 비싸다, 돈을 더 쓸만한 가치가 없는것 같다, 아니면 오르가닉을 살만한 여유가 없다 라는 생각들이 있을것이다. 이러한 경우에는 어떻게 할것인가? 걱정하지 마라. 독소가 없는 오르가닉 음식을 쉽게 찾을 수 있는 방법이 있다.

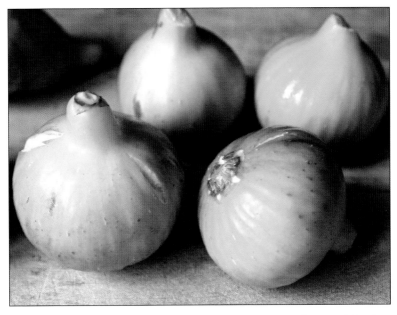

1. 계절 상품에 주목한다. 계절마다 나오는 농수산물은 더욱 풍족하며 최상의 맛과 영양을 공급한다. 우리 몸 또한 특정한 음식을 특정한 계절과 시간에 먹어야 하기 때문에 계절 농산물의 장점은 두배가 된다. 제철을 맞는 오르가닉 농작물은 세일을 할때가 많다. 해독주스를 마실때 어떤 과일과 야채들이 제철인지 확인한 후 제철 음식을 사용해 이 책에 나오는 레시피로 해독주스를 만들기를 추천한다. (제철에 맞는 과일과 야채에 대한 레시피를 7장에 설명해 놓았다). 또한 인터넷에는 계절마다 좋은 과일과 야채를 설명해 놓은 웹사이트들이 많다.

2. 지역 농산물을 이용한다. 오르가닉 농산물 시장을 방문하면 영양소가 풍부한 농산물을 살 수 있을 뿐만 아니라 돈도 절약할 수 있다. 다른 나라에서 수입되어 온 오르가닉 제품을 동네 마트에서 사는 것보다 가까운 지역 농장에서 음식을 구입할 수 있기 때문이다.

3. 호기심을 가지고 농부와 이야기 한다. 때로는 농수산물들이 오르

가닉이라고 표시되어 있지 않은 경우도 있는데 왜냐하면 농부들이 상표를 붙혀 상품을 자세히 표기하면 비용이 적지 않게 들기 때문이다. 지역의 농부들과 농수산물에 대해 자세히 이야기해보며 화학물질을 사용했는지 안했는지 확인해보자. 이곳에서 생각지도 못한 인연을 만들수도 있을것이다.

4. 유기농협동조합에 가입 하도록 한다. 가입비가 따를지도 모르지만 가입 후에는 최상의 품질의 식재료들을 할인된 가격에 살 수 있다. 혜택을 얻는 조건으로 멤버로써의 지켜야할 의무가 있겠지만 안심하고 좋은 식재료를 공급받을 수 있다. 또한 1년에 한두번씩 직접 작물이 재배되는 것을 살펴보는 것도 좋을 것이다.

5. 뒤에 나올 금지된 12가지, 클린 15가지를 주위하여 살펴보기 바란다.

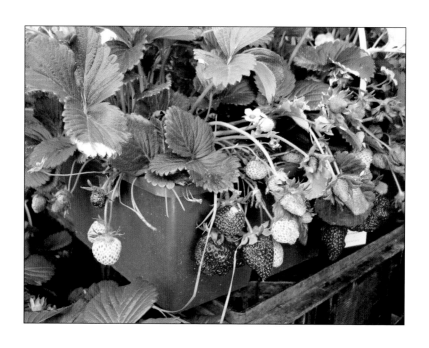

금지된 12가지

 가능하다면 모든 음식을 오르가닉으로 구입하는 것을 추천하지만 가능하지 않다면 꼭 피해야 할 목록들이 있다. 바로 금지된 12가지 농작물이다. 이 음식들은 화학물질이 가장 많으며 당신의 건강에 매우 해롭다. 어떤 사람들은 오르가닉이 아니면 이 음식들을 아예 먹지도 않는 사람들이 있는가 하면, 또 다른이들은 이 음식을 섭취해 얻는 영양소가 농약으로 건강을 해치는것 보다 더 크다고 하는 사람도 있다. 내가 말할 수 있는 것은 이 12가지 음식만을 오르가닉으로 살 수 있도록 해보자. 오르가닉이 아니라면 최소한 깨끗히 씻어서 껍질을 벗겨서 먹도록 한다.

 금지된 12가지 음식들:

- ◆ 사과
- ◆ 셀러리
- ◆ 방울토마토
- ◆ 오이
- ◆ 포도
- ◆ 고추
- ◆ 수입한 천도복숭아
- ◆ 복숭아
- ◆ 감자
- ◆ 시금치
- ◆ 딸기
- ◆ 피망

 이 목록들을 작성하는 미국 환경 연구단체 (The Environmental Working Group)는 케일, 콜라드 그린스, 여름호박, 애호박 (주키니)도 가장 유독한 농약 두가지가 사용되기 때문에 주의해야 한다고 밝혔다.

클린 15 가지

 다행히 오르가닉이 아니더라도 안전한 음식들이 있다. 이 음식들은 대부분 두꺼운 껍질을 가지고 있어 외부의 오염에서 벗어날 수 있고 농약을 조금만 사용해도 되는 농작물들이다.

 클린 15가지:

- ◆ 고구마
- ◆ 완두콩
- ◆ 파인애플
- ◆ 파파야
- ◆ 양파
- ◆ 버섯

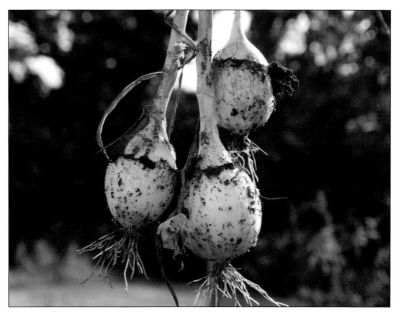

- ◆ 망고
- ◆ 키위
- ◆ 자몽
- ◆ 가지
- ◆ 사탕옥수수

- ◆ 멜론
- ◆ 아보카도
- ◆ 양배추
- ◆ 아스파라거스

모든 음식을 오르가닉 제품으로 살 수 없다면 금지된 12가지 목록들을
오르가닉으로 사는데 집중하자.

야채를 깨끗히 씻는 방법

과일과 야채를 구입후에 항상 화학물질, 흙, 박테리아를 가지고 있
는 독소들을 깨끗히 씻어야 한다. 음식을 섭취하기 전 먼지들을 씻어
내지 않는다면 그 먼지들을 우리 몸안에서 따로 소화해야 하기 때문
에 더많은 에너지를 필요로 한다. 왜 필요없는곳에 에너지를 소비 하
려고 하는가? 소금과 레몬 반개만 있으면 충분하다.

"주스계의 아버지"로 알려진 제이 코드디치는 약 60년 동안 해독주스를 마셨다. 90세에도 건강함과 스테미나를 유지할 수 있는 이유는 바로 해독주스라고 밝히기도 했다. 제이와 그의 아내 린다의 블로그에서는 모든 과일과 야채를 소금 티스푼, 레몬 반쪽을 넣은 차가운 물에 5분에서 10분동안 담가두라고 하였다. 그러나 녹색 채소는 2~3분, 베리종류는 1~2분이 적당하다. 그 뒤에는 흐르는 차가운 물에 행궈서 먹으면 된다.

 당신의 세척기간에는 독소를 가장 적게 접하도록 돕는 기간이기 때문에 필터를 사용한 물로 과일과 야채를 씻기를 추천한다. 이 방법을 쓰면 중금속, 농약등 수돗물에 함유 되어있는 물질과, 해로운 벌레와 장내에 생기는 박테리아를 죽이는 염소 성분을 걸러낼 수 있다. 필터기만 사면 쉽게 할 수 있는 방법이며 설명서에 나오는데로 가끔씩 필터를 갈아주기만 하면 된다. 너무 시간이 많이 든다고 생각해도 걱정하지 마라. 해독주스를 통해 얻는 이득은 필터가 되지 않는 물을 섭취하는것 보다 훨씬 크기 때문이다.

제6장
레시피

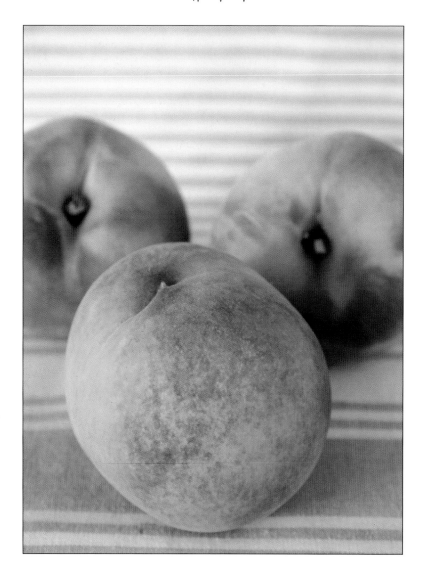

필요한 것 :

- 주서기
- 믹서기
- 계량컵
- 계량 숟가락
- 칼
- 도마
- 물 필터기 (옵션)
- 체
- 칵테일 셰이커 (옵션)
- 야채 껍질 제거기 (옵션)

시작하기전에 참고해야 할 점:

1. 먼저 모든 재료를 다 씻는다.

2. 오가닉 과일이나 야채를 사용한다면 과일의 껍질을 잘라내지 않아도 된다. 하지만 상식적으로 껍질을 잘라내야 하는 키위, 망고, 자몽등과 같은 과일들은 껍질을 벗겨야 한다. 오가닉 재료들을 사용하지 않는다면 껍질이 있는 모든 과일과 야채들의 껍질을 벗겨야 한다.

3. 녹즙기에 들어갈 알맞은 사이즈로 재료를 자른다. 스무디는 더 작은 크기로 자른다.

4. 스무디를 만들때는 믹서기를 낮은 스피드로 맞춰서 믹서기의 열이 과일과 야채에 있는 중요한 효소들을 파괴하지 않도록 한다.

5. 레시피가 견과류 우유, 석류 주스, 코코넛 워터 등이 필요하다면 되도록 신선한 재료를 쓰도록 하라. 상업용 재료는 높은 온도에서 살균처리 되어 신선한 재료가 가지고 있는 풍부한 영양소가 파괴된다.

6. 해독주스와 스무디는 가장 좋은 영양소를 얻기 위해서는 만들자마자 바로 마시는 것이 좋다. 만약 그렇게 할 수 없다면 밀폐된 잔에 주스를 꽉 채워 넣어서 하루 동안 냉장보관 할 수 있다(메이슨잘도 사용 가능하다). 해독주스를 만들 시간이 없다면 한꺼번에 여러개 만들어 놓고 바로 냉동실에 얼린다.

   그리고 마실 때 하나씩 해동해서 마신다.

7. 해독주스를 만들 때 오가닉 레몬, 라임, 오렌지등은 껍질도 함

께 즙을 짜내도 된다. 하지만 맛과 질감에 유의해야 한다. 주스가 너무 쓰거나 오렌지 껍질의 천연 오일이 배탈을 생기게 할 수도 있다.

8. 야채는 쓰기 전까지 씻지 말고 비닐봉지에 따로 분리해서 냉장보관 한다. 이렇게 하면 야채를 시들지 않고 오랫동안 보관 할 수 있다. 상식적으로 과일과 야채는 싱싱하고 "아삭아삭" 할 때 즙을 짜내기가 더 쉬우며 특히 녹색 채소와 허브는 더더욱 그렇다.

9. 허브는 줄기를 물이 담긴 잔에 넣고 (꽃을 보관하듯이) 냉장보관하며 꽃잎은 비닐봉지로 씌워서 보관하도록 한다.

10. 이 레시피들은 꼭 레시피대로 만들지 않아도 된다. 당신이 좋아하는 맛을 더 넣어도 되고 싫은 것은 빼도 된다. 주스의 양도 과일과 야채의 크기와 질, 그리고 어떤 녹즙기를 사용하는가에 따라서 달라진다. 그러니 당신이 원하는 양과 맛으로 자신이 레시피를 완성해보자.

11. 주스가 쓸수록 몸에 더 좋은 것이다. 처음에는 달콤한 주스로 시작했다가 천천히 3:1 비율로 맞춰 가보자(야채주스 세번마실 때 과일주스 한번).

12. 해독주스를 만들기 위해서 아무 녹즙기나 사용해도 되지만 다른 것들보다 더 좋은 몇몇가지의 종류가 있다. 첫째로 쌍기어 방식 (twin-gear juicer), 마스티케이팅 녹즙기 (masticating juicer), 마지막으로 원심분리형 녹즙기 (centrifugal juicer) 이다. 또한 품질에 따라 가격이 차이가 나니 잘 따져보고 나에게 가장 알맞은 것을 사도록 하자.

기본적인 주스

- ◆ 견과류 우유
- ◆ 레몬에이드
- ◆ 스파이시 주스
- ◆ 슈퍼 씨앗 우유
- ◆ 파인애플 워터

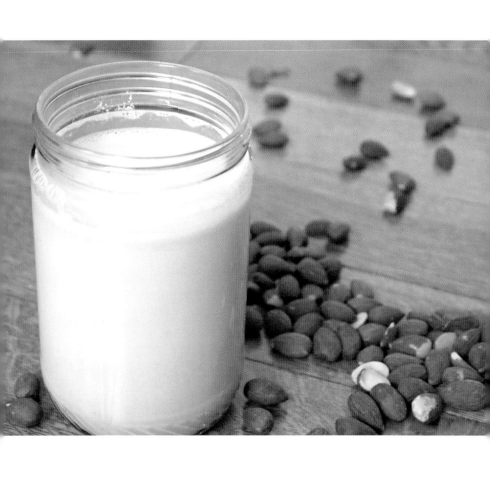

견과류 우유

2.5~3 컵 분량

지난 몇 년 동안 유제품은 건강식품계에서 환영받지 못해 우유를 대안하는 상품들이 많이 나타나곤 하였다. 하지만 대부분의 제품들은 화학물질을 첨가하는등 신선하지 않은 단점이 있다. 그렇다면 영양소가 풍부하고 신선한 나만의 레시피를 만들어 보는 것은 어떨까? 만드는 방법은 매우 쉬울 뿐만 아니라 당신의 몸도 좋아지고 있음을 느낄 수 있을 것이다.

무염 생견과류 1컵 (아몬드, 피칸, 헤이즐넛, 브라질 견과류, 호두 등 원하는 것을 넣으면 된다).
물 2컵

- 견과류를 물에 넣어 하루동안 담가둔다.
- 아침에 물을 따라내고 견과류를 헹군다.
- 만약 껍질을 까야하는 견과류라면 (아몬드 처럼), 소화하기 어렵기 때문에 껍질을 깐다. 물에 담가 놓으면 까기 쉬울것이다.
- 믹서기에 견과류와 물2컵을 넣고 액체가 될 때까지 간다.
- 갈아논 것을 체에 대고 걸러낸다. 체에 걸리는 작은 견과는 숟가락 뒷면을 이용해 액체가 다 빠져나올때 까지 꾹 누른다.
- 공기가 들어가지 않게 밀폐용기에 보관하여 냉장고 안에 3일 동안 넣어둔다. 내용물이 잘 섞이도록 마시기 전에 흔들어서 마신다.

견과류 우유를 해독주스나 스무디에 포함하면 고 단백질이 혈당을 안정시키는 효능을 준다. 또한 지방함량이 많아 소화시키는데 오래 걸리기 때문에 오랜시간 풍만감을 느낄 수 있다. 이러한 이유들 때문에 아침에 먹는 주스에 견과류 우유를 넣는 것을 추천한다.

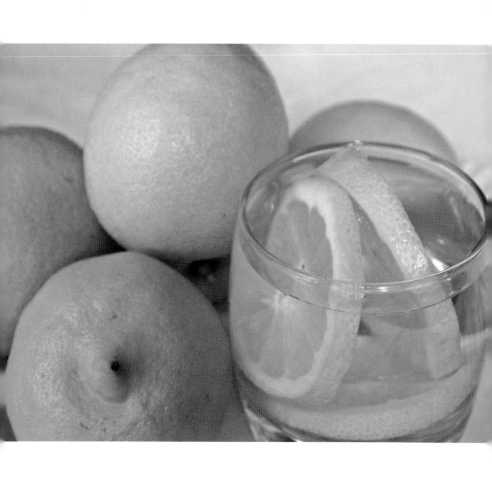

레몬에이드

1컵 분량

 따뜻한 물에 레몬을 짜서 마시면 몸을 깨끗이 하는 효능이 있다는 것은 누구나 알고 있는 사실이다. 마치 매일 이를 닦는것처럼 연습을 통해 이 레시피를 하루의 일과에 포함한다면 몸의 독소를 빼내는데 매우 이로울 것이다. 이 방법보다 한단계 더 나아가고 싶다면, 일주일간 하루에 하나씩 레몬의 양을 늘린다. 그 다음주에는 다시 레몬 하나로 시작해서 매일 레몬의 양을 늘려간다.

물 1컵 (뜨거운물 혹은 미지근한물)
레몬 1개

- ◆ 레몬을 물에 짜서 즉시 마신다.
- ◆ 보너스: 물을 마시면서 몸을 정화시키고, 힐링하며 모든 세포에게 에너지를 공급하는 것에 대하여 감사하게 생각한다.

신맛때문에 당신의 얼굴을 찌푸리게 하는 레몬은 몸을 알칼리화 해준다.
그래서 아침에 제일 처음으로 레몬에이드를 마신다면 몸속의 독소를 빼내주며 혈액을 pH 알칼리성으로 회복하여 줄것이다.

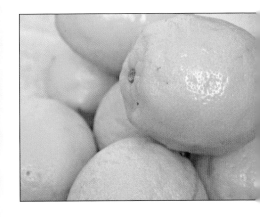

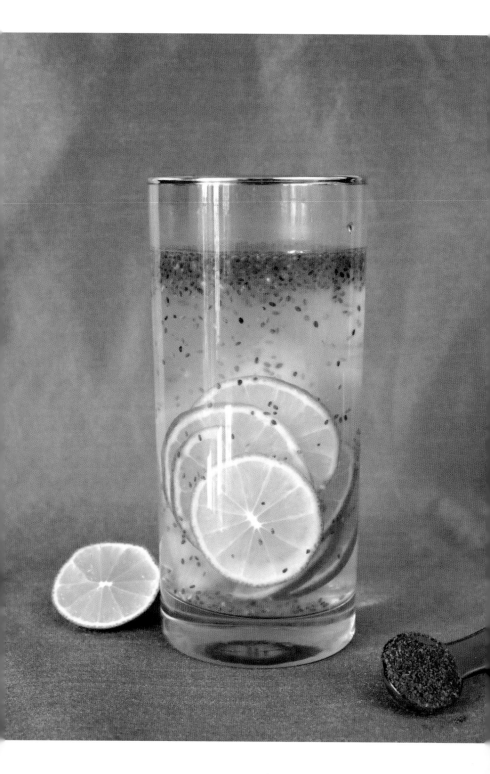

스파이시 주스

1컵 분량

 스파이시 오브 라이프(Spice of Life)주스는 레몬에이드를 한층 더 업그레이드 한 버전이다. 몸속을 따듯하고 힘이나게 해주는 생강 조금과, 섬유질이 풍부한 치아 씨, 혈액순환을 도와주는 카옌고추가 조금만 있다면 쉽게 만들 수 있다.

 잘게 썬 생강 조금
 치아 씨드 1 숟가락
 라임 주스 1컵
 갈아진 카옌고추 한꼬집

 ◆ 물 2컵과 생강을 후라이팬에 끓인다.
 ◆ 끓인 후 몇분 동안 식도록 나둔뒤 미지근해 지면 생강만 따로 건
   져서 컵에 넣는다. 치아씨도 함께 넣어 잘 섞은 뒤 5분 동안 담
   가둔다.
 ◆ 라임 주스를 섞고 카옌고추를 한꼬집 넣는다.
 ◆ 잘 저은뒤 마신다.

레몬과 라임은 많은 레시피에서 중요한 역활을 한다. 그중 한가지는 당신의 미각을 자극시켜 해독주스를 더 맛있게 먹을 수 있게 도와준다. 또한 케일, 물냉이, 밀싹 등 쓰고 강한 맛을 지닌 야채들의 맛을 진정시켜 주는 역활도 한다. 레몬과 라임은 풍부한 비타민 C를 가지고 있을 뿐만 아니라 해독주스가 산화되어 갈색으로 변하는 과정을 늦쳐준다.

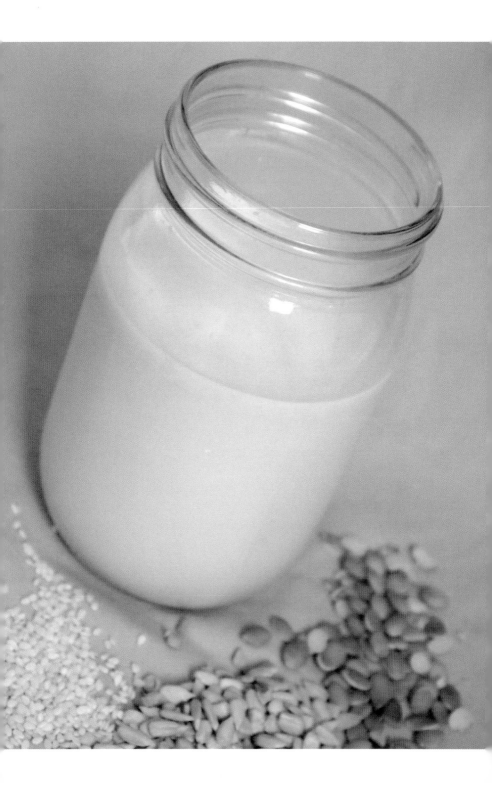

슈퍼 씨앗 우유

3컵 분량

요즘은 쌀, 콩, 아몬드등 우유를 대신할 제품을 쉽게 찾을 수 있다. 하지만 나는 항상 더 많은 영양소를 섭취할 수 있고 주방에서 재미있게 준비할 수 있는 방법을 연구한다. 이것이 바로 슈퍼 씨앗 우유가 탄생하게 된 계기이다. 배가 고플때 수많은 견과류를 먹는 대신 씨앗으로 만든 신선한 우유를 먹는 것이 어떨까?

참깨 1/3컵
호박 씨 1/3 컵
해바라기 씨 1/3컵
물 2컵

◆ 씨앗들을 물에 하루동안 담궈둔다.
◆ 아침에 물을 따라낸 후 믹서기에 물 두컵과 씨앗을 넣고 액체가 될때까지 간다.
◆ 체에 거른후, 체에 남아있는 고체들은 숟가락으로 눌러서 물을 다 짜낸다.
◆ 밀폐된 용기에 씨앗우유를 담아두면 냉장고에 3일동안 보관할 수 있다.

씨앗과 견과류 등으로 우유를 만들다 보면 믹서기에서 갈고 남은 고체들이 많이 남을때가 있다. 이럴때 버리지 말고 빵이나 머핀을 만들때 쓰거나, 스무디 혹은 셀러드에 넣어서 먹어도 된다. 또한 꿀이나 요거트와 섞어서 얼굴과 몸에 쓸수있는 스크럽을 만들어도 된다.

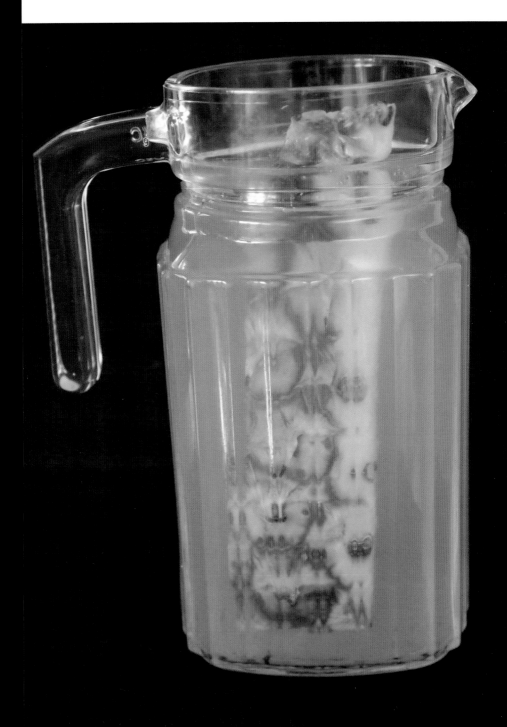

파인애플 워터

4컵 분량

이 해독주스에는 다이어트를 하는 사람들이 원하는 맛이 다 들어가 있다. 매운맛과, 설탕은 들어가지 않은 단맛, 이뇨 작용을 촉진시키는 성분 등이 있다. 스무디를 만들때 사용해도 좋고 향신료를 첨가하지 않고 물 대신 마셔도 된다. (물이 아무 맛도 없다고 안마시는 사람들을 위해서 만든 레시피이기도 하다.) 파인애플 껍질을 버리지 말고 이 레시피에 쓰면 좋을것이다.

오르가닉 파인애플 1개 (껍질만)
계피 스틱 1개
올스파이스 4개 (향신료)
정향 2개
물 5컵

- ◆ 흐르는 따뜻한 물에 파인애플 껍질을 문질러서 씻는다.
- ◆ 냄비에 파인애플 껍질, 계피, 올스파이스, 정향, 물 5컵을 넣고 끓인다.
- ◆ 중불에서 약 30분 동안 끓인 뒤 식힌다.
- ◆ 체에 고체들을 걸러낸다. 파인애플 주스를 병에 담아 두고 냉장 보관 혹은 실온에 보관한다.

단 음료수나 인공 감미료를 첨가한 물은 이제 삼가하도록 하자. 옥수수를 삶고 난 물은 이뇨 작용을 돕기 때문에 마시는게 좋다. 또한 전통적으로 감자를 삶고 난 물도 신장에 돌이 있을때와 퇴적물이 남아있을때 없애주도록 돕는다. 이렇듯 과일과 여러가지 향신료들을 섞어서 자신만의 특별한 해독주스를 만들어 보도록 하자.

슈퍼파워 그린

- 오이&사과 주스
- 그린 로메인 주스
- 케일 주스
- 시금치&라임 주스
- 호박 주스
- 브로콜리&생강 주스
- 피망 주스
- 사과&셀러리 주스
- 사과&아스파라거스 주스
- 브로콜리니 주스
- 케일&배 주스
- 새싹 주스
- 래디시 주스
- 모듬 야채 주스
- 허브 주스
- 녹차&아루굴라 주스
- 시금치&배 주스
- 크린베리 주스
- 겨자&브로콜리 주스
- 키위&상추 주스
- 콜라드 그린 주스

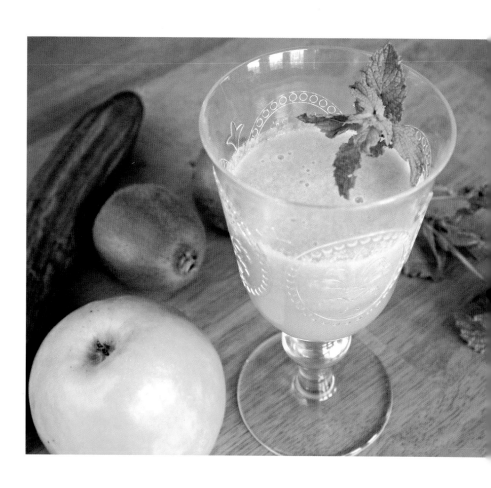

오이&사과 주스

1컵 분량

이 주스는가볍고 신선한 오이와 민트의 조합 덕분에 뼛속까지 시원하게 해주는 주스이다. 햇빛 쨍쨍한 여름에 얼음을 넣어 마시거나 얼음을 갈아 슬러쉬로 마시면 더위를 이겨낼 수 있는 최고의 방법이 된다.

오이 1/2 개
아오리 사과 1개
껍질을 깐 키위 1개
민트가지 3개
파슬리 1컵
레몬 1/2개

◆ 모든 재료들을 녹즙기에 넣어 해독주스를 만든다.

민트의 박하유는 소화기능, 위궤양, 식중독을 자연적으로 치유하도록 돕는다.
또한 겨울이나 독감 기간에 두통, 흉통이 일어나는 것을 막아준다.
이 향신료는 집안에서도 기를 수 있으며 해독주스를 만들기전 잘라서 가장 신선할때에 사용하면 된다.

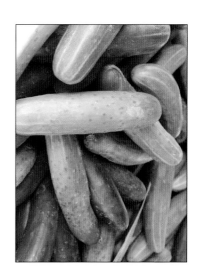

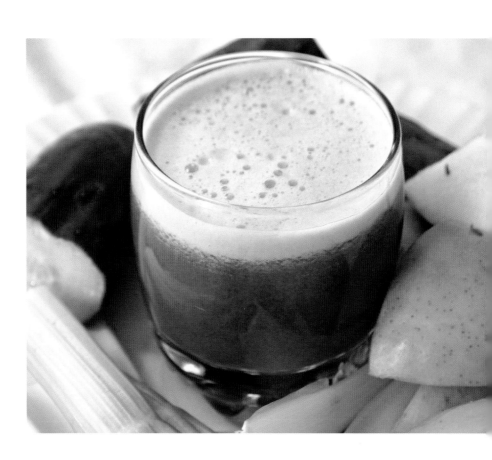

그린 로메인 주스

1컵 분량

 만약 나에게 이 수많은 레시피중 하나만 추천하라고 한다면 나는 이 해독주스를 추천할 것이다. 쉽고 간단한 이 레시피는 마치 도화지에 모든 과일, 야채, 슈퍼푸드를 놓아둔 것 같은 주스이다. 자신이 주스 미술가라고 상상하며 원하는 녹색재료를 듬뿍넣어, 해독주스를 만들때마다 즐거운 시간을 가져보자.

오이 1/2개
아오리 사과 1/2개
셀러리 2개
로메인 1/2~1개
시금치, 근대 혹은 케일 235~470g

  ◆ 모든 재료들을 녹즙기에 넣어 해독주스를 만든다.

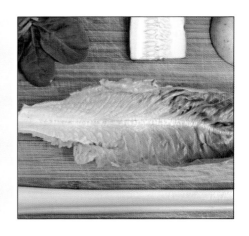

초록 사과는 다른 과일보다 낮은 저혈당을(GI) 나타내어 주스의 단맛을 내기 좋다.
저혈당을 나타내는 재료를 주스에 넣으면 혈당은 안정되며 배고픔을 줄일 수 있고 넘치는 에너지로 하루를 기분좋게 보낼 수 있다.

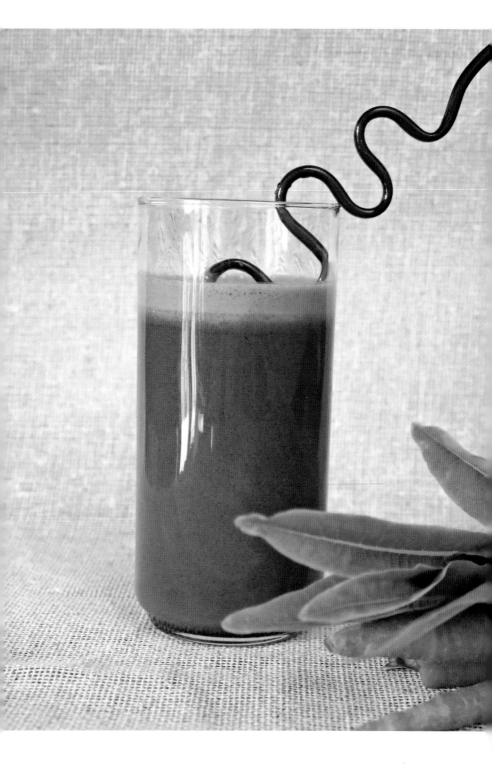

케일 주스

1컵 분량

이 해독주스는 당신이 모르는 사이에 초록 야채가 주는 풍부한 영양가를 느낄 수 있게 해준다. 기분좋은 파슬리의 맛과 얇게 소금을 친 셀러리의 맛, 또한 당근과 사과의 단맛을 느낄 수 있으며 케일의 맛은 거의 나지 않는다.

당근 1~2개
케일 잎 2개
배추 잎 4개
파슬리 118g
아오리 사과 1/2개
셀러리 2개
레몬 1/2개

◆ 모든 재료들을 녹즙기에 넣어 해독주스를 만든다.

당근은 즙이 많이 나오며 단맛을 내주기 때문에 모든 해독주스에 넣기 알맞다.
또한 눈을 좋게 해주며 남들에게 질투를 일으키는 부드럽고 탄력 있는 피부를 갖게 해주니 오늘 하루도 당근으로 시작해보자!

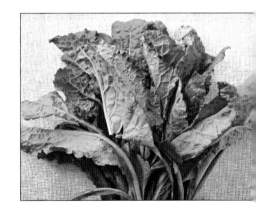

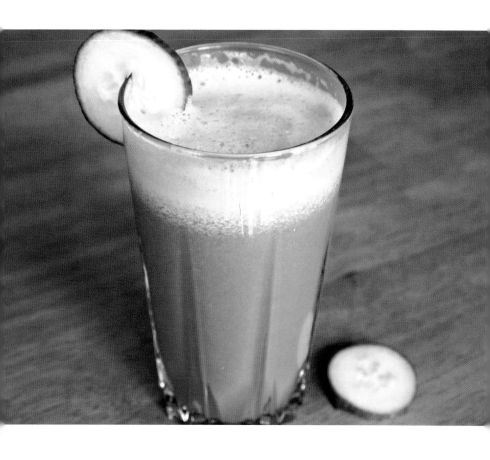

시금치&라임 주스

1컵 분량

집에서 나가기 전 쉽게 마실수 있는 이 해독주스는 TV 선전에서 나오는 씨리얼이나 커피보다 훨씬 건강하다. 레시피에는 단맛을 내는 과일이나 야채가 없어 혈당을 안정적이게 할 수 있다. 이 주스 한컵으로 몸에 산소를 채워주고 알칼리화 해주며 세포들이 원하는 필수적인 영양소를 보충할 수 있다.

오이 1/2개
셀러리 3개
시금치 470g
라임 1/2개 혹은 레몬 1개

◆ 모든 재료들을 녹즙기에 넣어 해독주스를 만든다.

이 해독주스는 낮은 칼로리와 당을 갖고 있기 때문에 수분을 충족시키고 싶을때 마시면 좋다. 자주 마시게 된다면 시금치 대신 다른 초록 야채들 (근대, 배추, 케일 등) 로 대체 해도 된다. 만약 똑같은 초록 야채들을 지나치게 마신다면 몇몇 사람들은 좋지않은 반응을 일으킬 수 있다.

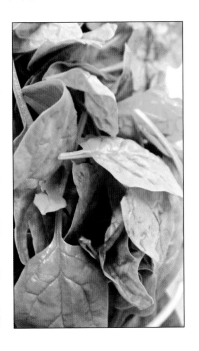

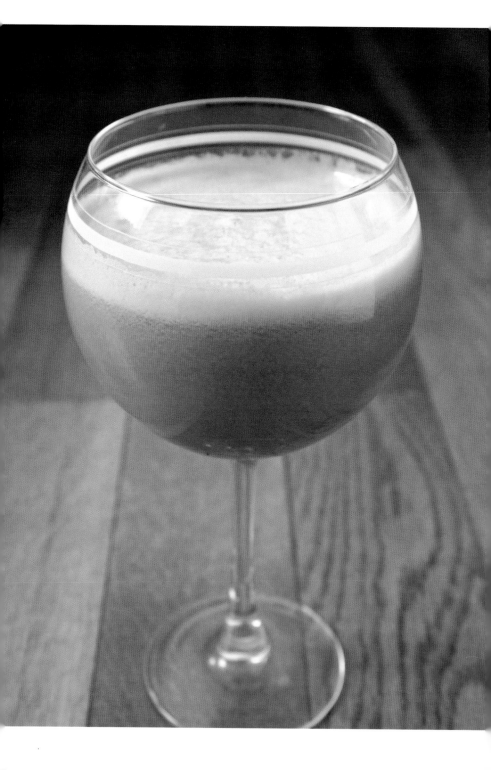

호박 주스

1컵 분량

재료중에 과일이 하나밖에 들어가지 않았지만 의외로 달콤한 이 해독주스는 당신의 긴장을 풀어주고 여유를 만끽하게 해줄것이다.

녹색 콩 2컵
애호박 1/2~1개
레몬 1/2개
사과 1개
파슬리 235g

◆ 모든 재료들을 녹즙기에 넣어 해독주스를 만든다.

허브즙을 짜내기 어려운 녹즙기가 간혹 있다. 문제를 해결할 하나의 해결책은 과일과 야채를 먼저 넣는것이다. 그 다음 허브 한주먹을 넣고 다시 과일과 야채를 넣는다. 이렇게 위아래로 샌드위치 하면 과일, 야채등과 함께 잘 갈아질것이다.

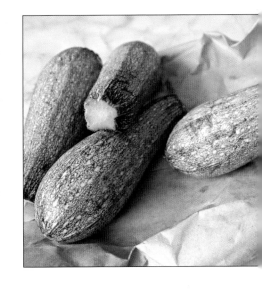

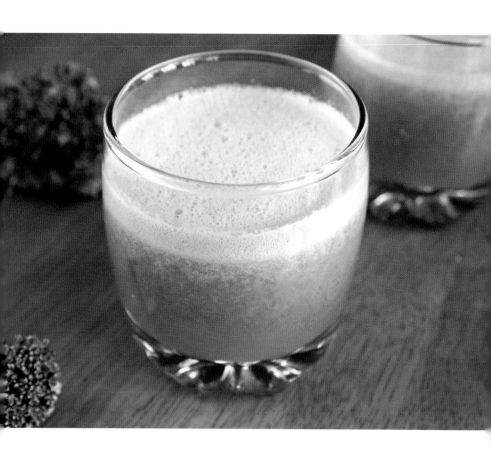

브로콜리&생강 주스

1컵 분량

브로콜리는 해독주스에 넣으면 이상하거나 강한 맛은 나타나지 않고, 대신 약간의 단맛을 나타낸다. 유황이 풍부한 브로콜리는 간을 해독시키는 효능이 있다. 브로콜리의 꽃부분, 줄기, 잎사귀 까지 모두 다 사용하길 바란다.

브로콜리 235g
아오리 사과 1개
파인애플 235g
시금치 235g
껍질 깐 생강 조금

◆ 모든 재료들을 녹즙기에 넣어 해독주스를 만든다

해독주스에 생강을 조금만 넣어도 맛을 더욱 향상시킬 수 있다. 아유르베다 (인도의 고대 의학 장수법)는 음식을 먹기전 소화기능을 더욱 높이기 위해 생강 한조각을 먹는 것을 추천했다.
또한 한의학에서는 혼수상태에 빠진 사람을 살려낼때 말린 생강을 사용하는등 특별한 상황마다 생강의 힘을 빌리곤 하였다.

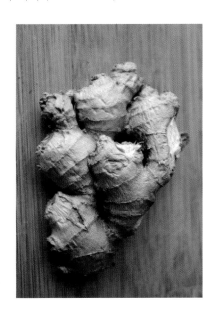

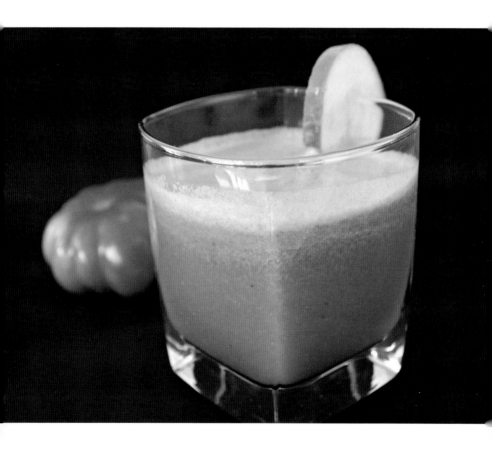

피망 주스

1컵 분량

전날의 숙취는 이제 그만 잊어버리고 동안 피부와, S 라인을 가지고 활동적이고 자신감 있게 변해보자! 블러디 메리 칵테일과 맛이 흡사한 영양 칵테일은 낮은 칼로리를 자랑할 뿐만 아니라 마치 햇빛 쨍쨍한 바닷가로 휴가를 떠난 기분을 느끼게 해줄것이다.

피망 1/2개
오이 1/2개
애호박 1/2개
토마토 1개
상추 235g
라임 1/2~1개
카옌 고추 한 꼬집

- 피망, 오이, 애호박, 토마토, 상추, 라임을 녹즙기에 넣어 해독주스를 만든다.
- 카옌 고추를 조금 넣고 섞은뒤 마신다.
- 블러디 메리 칵테일 처럼 셀러리를 넣어 장식해도 좋다.

옛말에 의하면 피망은 피부에 매우 좋은 음식이라고 하였다. 피망을 해독주스에 첨가하면 부드럽고 건강한 피부를 가질 수 있으니 한번 시도해 볼만 하지 않은가?

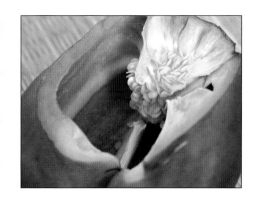

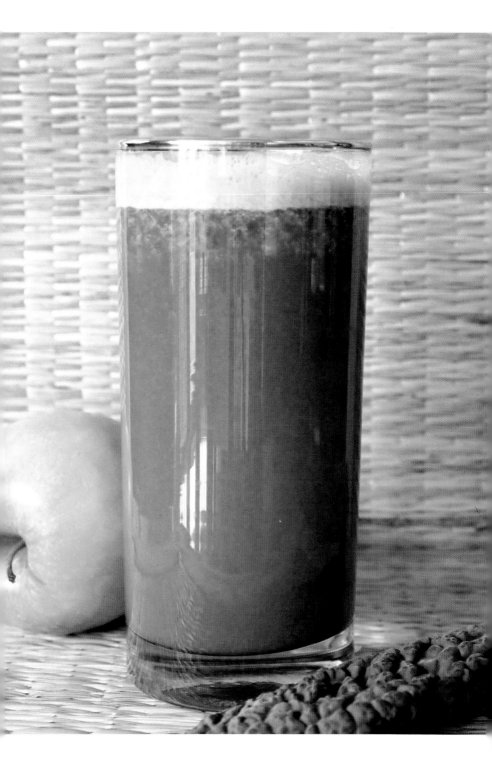

사과&셀러리 주스

1컵 분량

건강 전문가들은 에너지 보충을 해주는 해독주스는 아침에 제일 처음으로 먹는것이 좋다고 발표하였다. 사람은 잠을 자면서 자연스럽게 금식하게 되어 음식을 다 소화하게 된다. 때문에 파워풀한 녹색 해독주스는 곧바로 혈류와 세포로 들어가서 영양소를 공급 할 수 있다.

사과 1/2개
오렌지 1/2개
오이 1/2개
케일 235g
셀러리 2개
치아씨드* 1티스푼
- 모든 과일과 야채를 녹즙기에 넣고 해독주스를 만든다.
- 치아씨드를 해독주스에 넣고 섞은 후 5~10분 동안 담가둔 뒤 마신다.

오르가닉 라임, 레몬, 오렌지가 없다면 껍질을 까는 번거로운 일을 만들지 말고 바로 녹즙기에 과일즙을 짜길 바란다. 또한 씨가 있다면 체에 한번 걸러서, 해독주스에 씨가 둥둥 떠다니지 않게 한다.

* 쌍떡잎식물 통화식물목 꿀풀과 치아의 씨앗으로 멕시코 중남부 지방과 과테말라가 원산지이며 미국에서 5대 슈퍼푸드중에 하나로 선정됨.

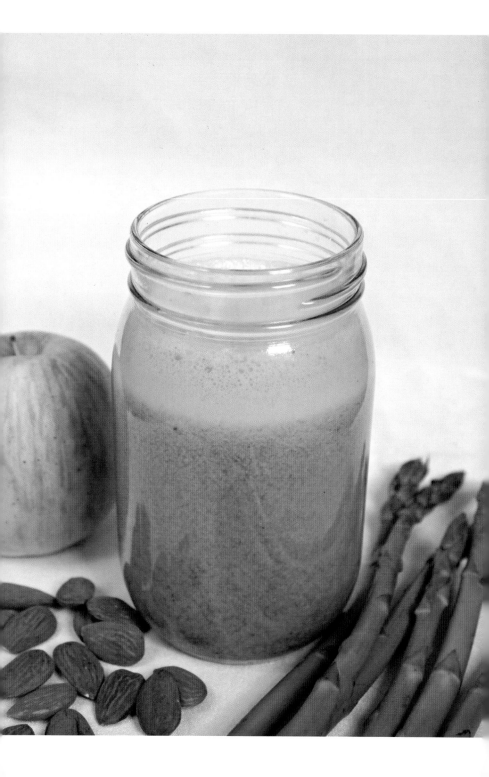

사과&아스파라거스 주스

1컵 분량

자연이 만드는 모든 음식들은 너무나 명백한 모습으로 각각의 특성들을 잘 나타내고 있다. 머리에 좋은 음식이라고 알려진 호두는 마치 뇌 처럼 생겼으며, 피처럼 빨간 비트는 혈액을 만들고 피를 깨끗하게 한다. 얇고 긴 아스파라거스의 모습은 체중을 감량하도록 돕는 음식이라는 것은 결코 우연이 아닐것이다.

사과 1개
아스파라거스 10개
애호박 1/2개
오이1/2개
레몬1/2개
아몬드 버터 1 티스푼 (선택사항)
  ◆ 사과, 아스파라거스, 애호박, 오이, 레몬을 녹즙기에 넣어 해독주스를 만든다.
  ◆ 해독주스를 믹서기에 넣어 아몬드 버터와 함께 돌린다.

아스파라거스가 계절이 아닌 시기에 사면 매우 비쌀수 있으니 아스파라거스가 풍부한 계절에 가격이 떨어진 후 이 주스를 만드는 것도 하나의 방법이다. 좋은 소식은 몸을 세척하기 가장 좋은 봄에 아스파라거스도 활짝핀다. 또한 아스파라거스는 술을 마실때 간을 보호하는 기능이 있어 숙취에도 매우 좋다.

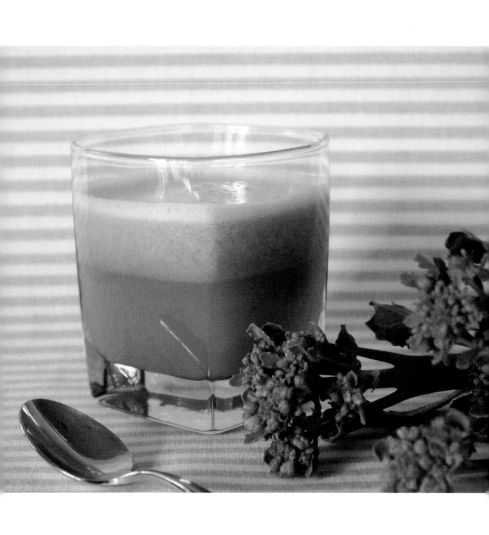

브로콜리니* 주스

1컵 분량

만약 해독주스가 초록색을 띄고 있다면 몸에 건강하다는 뜻이다. 하지만 모든 초록색의 해독주스가 다 똑같다는 생각은 버려라. 같은 초록색이지만 매번 색다른 조합을 이용해 각기 다른 주스를 만들 때마다 재미를 느낄 수 있을 것이다. 브로콜리니는 본래의 레시피를 벗어난 독창적인 레시피로 몸속의 독소를 빼주는 큰 역할을 할것이다.

브로콜리니 1컵 (꽃과 줄기만)
오이 1/2개
셀러리 4개
익은 배 1개
레몬 1/2~1 개

◆ 모든 과일과 야채를 녹즙기에 넣고 해독주스를 만든다.

브로콜리, 브로콜리니, 브로콜리라브 (순무) 를 재료로 사용할때 항상 줄기와 잎도 같이 사용하도록 한다. 사람들은 먹음직스러워 보이지 않는 과일과 야채의 부분이나 잘 모르는 부분은 무조건 버리려고만 하는데 사실 이런 부분들은 과육과 꽃보다 훨씬 더 많은 영양소를 가지고 있다. 브로콜리 종류의 야채는 너무 많이 마시면 독성이 일어날 수 있기 때문에 매일매일 마시는 것은 삼가하도록 한다.

※ 일본 Saka라는 회사에서 개발된 브로콜리와 중국 케일을 접목한 채소이고 브로콜리와 다른점은 작은 꽃들이 달려있고 줄기가 길고 또 얇다.

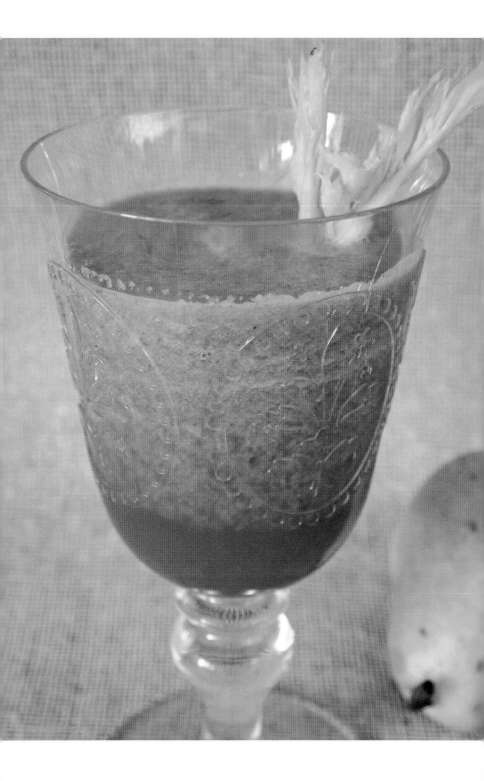

케일&배 주스

1컵 분량

요즘 가장 뜨거운 반응을 일으키고 있는 야채를 꼽자면 바로 케일일 것이다. 케일의 짙은 잎은 동안피부를 유지하고 뼈를 튼튼하게 해주며 혈액의 독소를 빼주고 근육을 생성하도록 도와준다. 운동을 한뒤 프로틴이 부족하다고 생각되면 케일을 먹는 것을 추천한다.

케일 잎 4개
배 1~2개
라임 1/2~1개
셀러리 2개
오이 1/2개

◆ 모든 과일과 야채를 녹즙기에 넣고 해독주스를 만든다.

처음 초록색의 해독주스에 적응하기 위해 사과나 배를 주스에 넣는 것을 추천한다. 해독주스와 익숙해진 후에는 사과와 배를 재료에서 빼거나 양을 줄이는 것이 좋다.

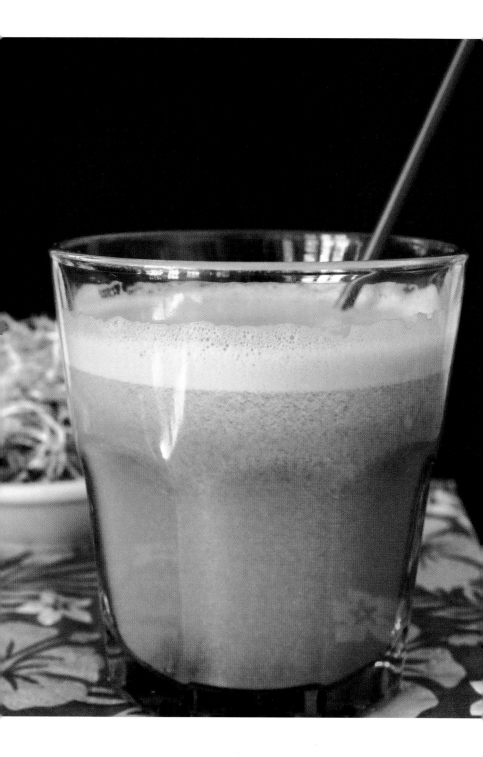

새싹 주스

1컵 분량

새싹 채소는 다른 음식보다 더 많은 효소를 가지고 있어 건강해 지는 지름길로 가는 것이나 다름없다. 새싹채소는 마치 아기와 같다. 자라난 지 얼마 되지 않고 티끌 하나 없는 끈끈한 생명력을 가지고 있다. 브로콜리 싹의 톡쏘는 맛은 해독주스를 더욱 생동감 넘치게 만들어 줄 것이다.

오이 1/2개
셀러리 3개
사과 1개
브로콜리 싹 1컵

◆ 모든 과일과 야채를 녹즙기에 넣고 해독주스를 만든다.

브로콜리 싹은 물냉이, 무, 겨잣잎 처럼 매큼한 맛이 난다. 사과의 단맛이 진정을 시켜 줄 것이지만 더욱 순한맛을 원한다면 해바라기나 알팔파 싹을 권장한다. 새싹은 다른 과일과 야채들 사이에 넣는 방법을 이용하여 많은 즙을 빼낼 수 있도록 한다.

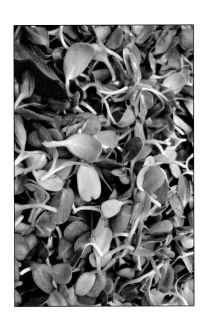

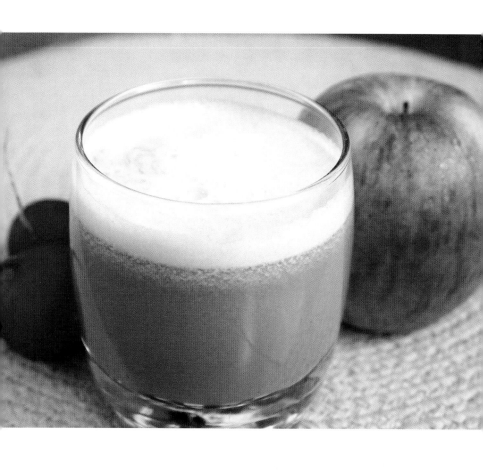

래디시 주스

1컵 분량

 달콤한 주스에서 벗어나 이번엔 톡 쏘는 맛을 느끼게 해주는 해독주스는 어떨까? 작고 귀여운 모양의 래디시(순무)는 몸안에 필수적인 효소를 많이 만들어주며 간의 기능을 더욱 높혀준다. 다이콘 래디시, 블랙 래디시등 다른 종류도 사용해보자.

애호박 235g
아오리 사과 1개
작은 래디시(순무) 1개
브로콜리 235g
레몬즙 1/2개

◆ 첫 4개의 재료를 녹즙기에 넣어 해독주스를 만든다.
◆ 만들어진 해독주스에 레몬주스를 짜서 먹는다.

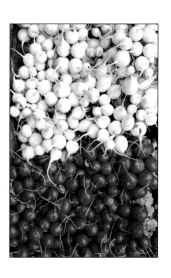

마트에 가도 책에 나오는 재료들을 찾을 수 없다면 걱정할 필요 없다. 대부분의 주스들은 다른 재료로 대처 할 수 있다. 예를 들어 이 레시피는 애호박 대신 여름 호박이나 오이를 사용해도 되고, 사과 대신 배, 레몬대신 라임이나 오렌지를 사용해도 된다.

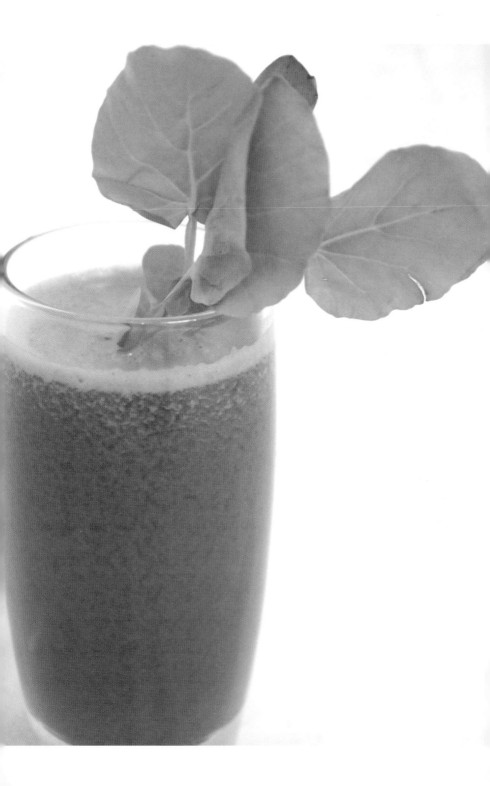

모듬 야채 주스

1컵 분량

여러 가지 야채를 한캔안에 넣은 V8(vegetable 8 이란 야채 주스 상표 이름) 주스의 아이디어는 좋은 시도 였다. 하지만 신선한 과일을 그 자리에서 바로 짜서 마시는 것과는 비교 할 수 없을 것이다. 이 레시피는 V8에 들어가는 물냉이, 시금치, 셀러리, 당근이 들어갈 뿐만 아니라 물냉이의 쓴맛을 잡아줄 수 있는 특별한 재료들도 포함되어 있다.

물냉이 118g
시금치 235g
셀러리 2개
오이 1/2개
당근 1개
익은배 1개
아오리 사과 1/2~1개
레몬 1/2~1개

 ◆ 모든 과일과 야채를 녹즙기에 넣고 해독주스를 만든다.

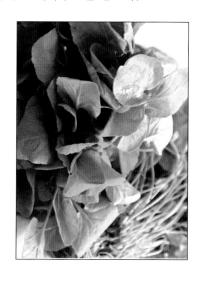

해독주스의 쓴맛을 참기 어렵다면 물냉이 1/2컵으로 시작하여 서서히 익숙해질때 한컵으로 바꾼다. 쓴맛을 내는 야채들이 해독주스에 들어가는 데는 이유가 있다.
바로 간에 가장 좋은 음식이기 때문이다. 만약 그래도 쓴맛을 참기 힘들다면 레시피에 레몬을 하나 더 첨가해도 된다.

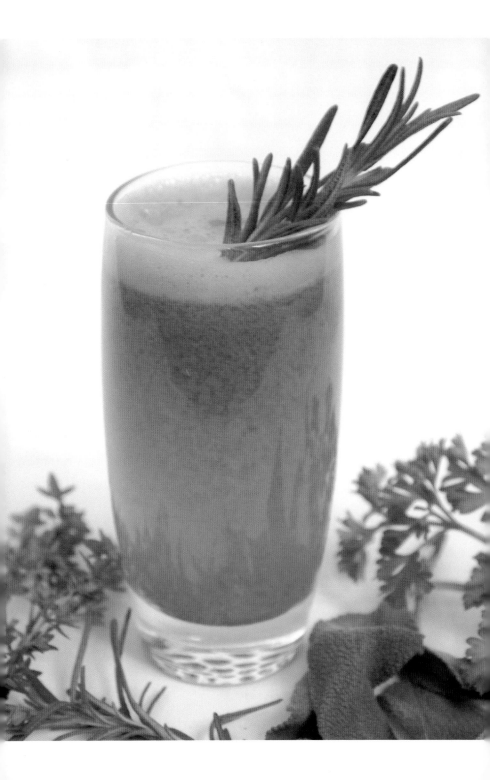

허브 주스

1컵 분량

이 레시피는 엄마와 내가 가장 좋아하는 사이먼 앤 가펑클의 "스카보로 페어"를 수없이 들으며 만든 레시피이다. 노래와 함께 여러가지 재료들을 실험해 보면서 해독주스를 만드는 즐거움을 깨닫게 해준 노래이기도 하다. 나에게 이 주스는 마치 노래처럼 달콤하고 조화로우며 마음을 편하게 해주는 고마운 주스이다.

오이 1/2개
로메인 1/2 단
아오리 사과 1개
파슬리 235g
세이지 잔가지 2개
로즈마리 잔가지 2개
타임 잔가지 2개

◆ 모든 과일과 야채를 녹즙기에 넣고 해독주스를 만든다.

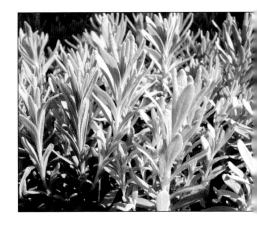

화초를 기르는데 관심이 있다면 자신만의 약초를 키우는데 도전해 보길 바란다. 약초들은 염증을 방지하며, 산화방지, 항균성이 있으며 뇌의 기능을 발달시키고 당뇨병의 혈당을 낮추도록 돕는다.

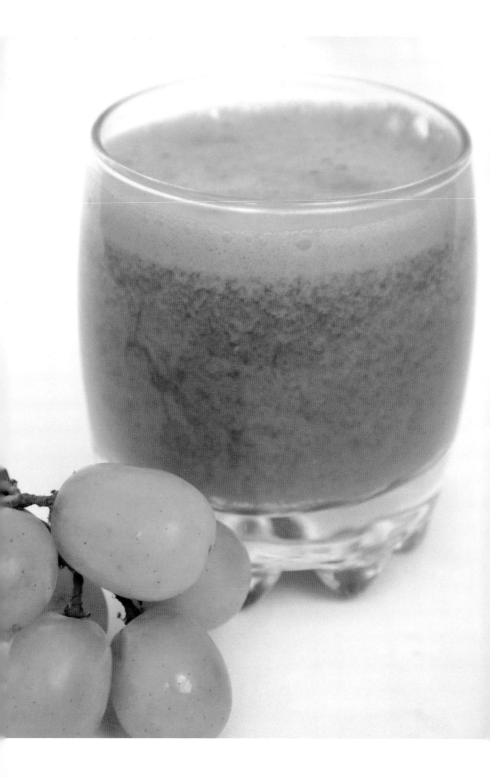

녹차&아루굴라 주스

1컵 분량

 고소하고 매큼한 아루굴라의 향이 나는 이 해독주스는 내가 가장 좋아하는 주스중 하나이다. 녹차, 포도, 레몬의 조화는 항산화 작용을 하며, 단맛과 신맛이 어울러진 톡쏘는 맛의 아루굴라 잎이 주스의 균형을 잡아준다. 디톡스 다이어트를 성공할 수 있는 최고의 레시피이다.

녹차 118g
아루굴라 235g
청포도 470g
레몬1/2~1개

- ◆ 녹차를 만든 후 식혀둔다.
- ◆ 아루굴라, 청포도, 레몬을 녹즙기에 넣어 해독주스를 만든다.
- ◆ 해독주스와 녹차를 섞는다.

많은 약초들은 디톡스 효능을 가지고 있다. 녹차를 허브차로 대신하고 싶다면 간의 기능을 높여주는 민들레차를 추천한다.

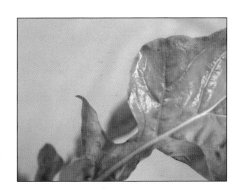

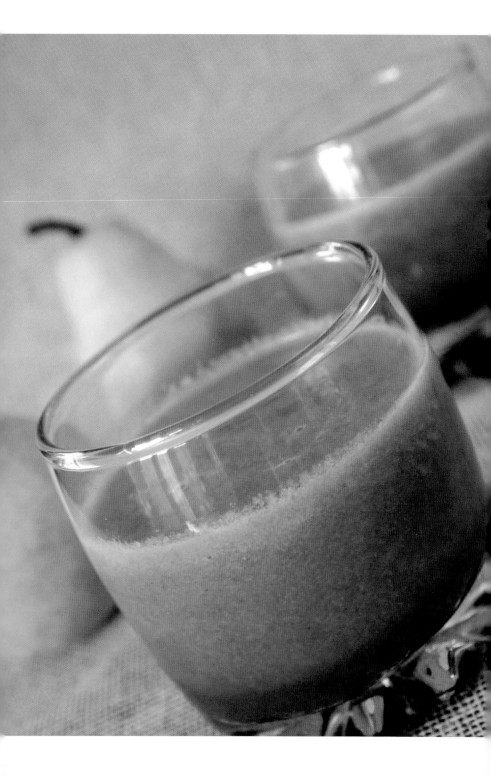

시금치&배 주스

1컵 분량

이 레시피의 주재료 배는 저자극성으로 부드러운 주스를 맛볼 수 있다. 항균성과 항산화작용을 해주는 특성을 가지고 있는 달콤한 배는 알러지를 가지고 있는 사람들 뿐만 아니라 누구나 손쉽게 즐길 수 있다. 디톡스 하기에 가장 알맞은 이 과일은 수많은 알러지와 싸우던 우리의 몸에 휴식을 줄 수 있는 편안한 과일이다.

익은배 2개
시금치 470g
껍질 깐 생강 조금
라임 1/2~1개
오이 1/2개

◆ 모든 과일과 야채를 녹즙기에 넣고 해독주스를 만든다.

농산물 시장이나 마트에서 배를 살때면 아마 배가 딱딱 할것이다. 그럴땐 주방에 배가 더 말랑 말랑하게 익을때까지 놓아둔 후 하루나 이틀안에 상하기 전에 다 먹는다.

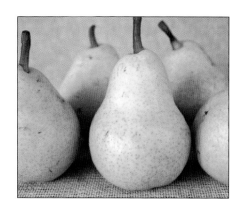

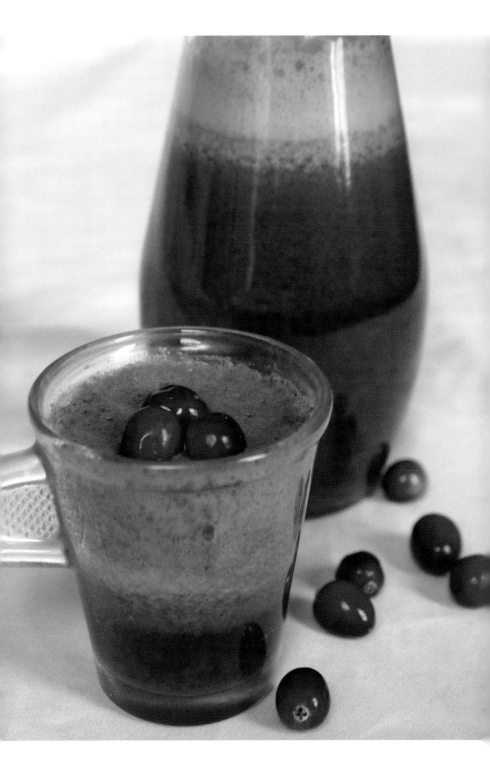

크렌베리 주스

1컵 분량

크렌베리는 시큼한 맛 때문에 주스에 포함하기 어려운 과일이다. 하지만 다른 과일과 야채와 조화를 이뤄 해독주스로 만들어 졌을때 한컵안에 건강에 가장 필요한 영양소들로 가득 채울 수 있다.

크렌베리 1컵
사과 1개
셀러리 2개
시금치 235g
오이 1/2개
고수 118g

◆ 모든 과일과 야채를 녹즙기에 넣고 해독주스를 만든다.

크렌베리는 크렌베리 주스를 마
심으로 요로 감염증을 자연적으
로 치료 할 수 있다.
하지만 혈액 희석제를 복용하고
있다면 크렌베리 주스가 혈당을
증가할 수 있어 위험하니 섭취
를 삼가하도록 한다.

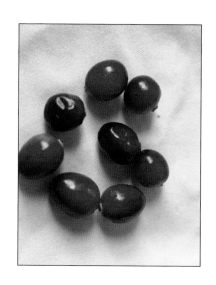

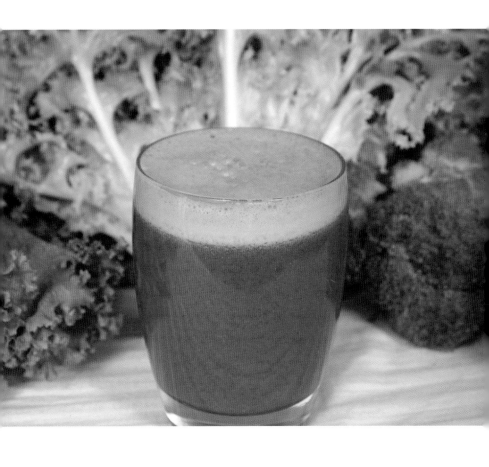

겨자&브로콜리 주스

1컵 분량

이 해독주스는 우리가 상상하는 초록 주스의 맛이 다 담겨져 있다.
순하고, 조금 달며, 살짝 매콤한 맛이다. 겨잣잎은 이 책에서 많이 사용
되지 않았는데 왜냐하면 많은 사람들이 겨잣잎의 강한맛에 거부감이 있
기 때문이다. 하지만 이 레시피는 과하지 않으며 대신 재료 본연의 맛을
어떻게 더욱 향상시키는지 보여주고 있다.

오이 1/2개
브로콜리 118g
아오리 사과 1/2개
셀러리 2개
시금치 118g
꽃상추 235g
겨잣잎 1개

◆ 모든 과일과 야채를 녹즙기에 넣고 해독주스를 만든다.

초록 겨잣잎은 그 강한 맛처럼
더욱 강력한 힐링 파워를 가지
고 있다. 콜레스트롤을 낮춰주며
(특히 요리가 되었을때), 암을 방
지해주는 풍부한 식물 영양소를
가지고 있다. 또한 몸에 독소를
빼주며, 소염 작용과 노화 방지
역활을 해준다.

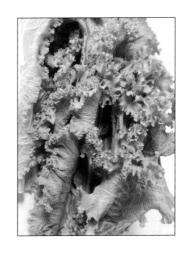

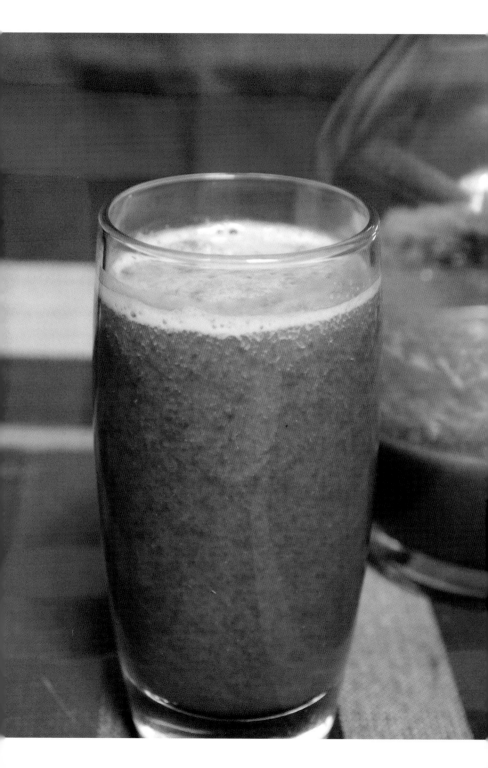

키위&상추 주스

1컵 분량

하트 차크라는 신체에서 기가 모이는 부위 이다. 초록색을 띄고 있는 차크라는 같은 녹색 음식과 매우 잘 맞는다. 신체의 어느 부위이던 치유가 필요할때 심장에 정신을 집중하여 녹색빛이 아픈 부분을 치유해 주는 명상을 해보자.

겨잣 잎 2개
껍질 깐 키위 2개
로메인 상추 1/2개
애호박 1/2개
브로콜리 235g
레몬 1/2개
블루베리 118g

◆ 모든 과일과 야채를 녹즙기에 넣고 해독주스를 만든다.

로메인 상추는 주스에 비타민과 광물을 풍부하게 해준다. 또한 낮은 칼로리를 가지고 있으니 체중을 감량하고 싶다면 많이 섭취하도록 한다.

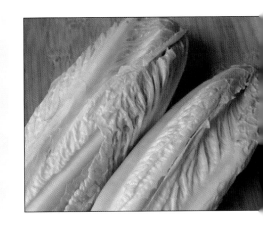

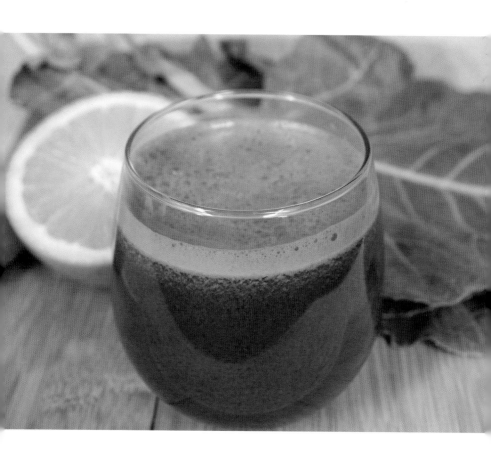

콜라드 그린 주스

1컵 분량

겨잣잎처럼 콜라드 그린(케일)은 콜레스트롤을 낮쳐주며 암을 방지하는 효능이 있다. 강한 맛을 가지고 있는 두 초록잎은 몸속의 독소를 빼주며, 항산화작용, 항염증 작용을 하니 주스에 자주 포함하는 것이 좋다. 아직 먹기가 거북하다면 조금씩 조금씩 섭취하면서 양을 늘려가자.

콜라드 그린 235g
파슬리 118g
상추 235g
오이 1/2개
오렌지 1/2개
당근 1개
셀러리 2개

◆ 모든 과일과 야채를 녹즙기에 넣고 해독주스를 만든다.

이 책의 레시피엔 대부분 오이가 들어간다는 것을 지금쯤이면 눈치 챗을것이다.
오이는 대자연이 만들어준 훌륭한 야채로써 거의 모든 음식과 다 잘 어울린다. 한의학에선 이뇨제, 완화제와 열을 떨어트리고 몸속의 독소를 빼주는 효능으로 오이를 사용했다.

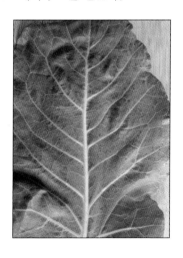

녹색은 아니지만 건강에 매우 좋은 주스

- ◆ 블루베리&비트 주스
- ◆ 민들레&야채 주스
- ◆ 토마토&베리 주스
- ◆ 고수&당근 주스
- ◆ 파인애플&회향 주스
- ◆ 물냉이 주스
- ◆ 브로콜리&시금치 주스
- ◆ 회향&수박 주스
- ◆ 비트 주스
- ◆ 양배추&파인애플 주스
- ◆ 토마토&비트 주스
- ◆ 오렌지&근대 주스
- ◆ 비트&민트 주스
- ◆ 당근&자몽 주스
- ◆ 양배추&오이 주스
- ◆ 파슬리&당근 주스
- ◆ 파인애플&민트 주스
- ◆ 비타민 칵테일 주스
- ◆ 블루베리&셀러리 주스
- ◆ 복숭아&상추 주스
- ◆ 석류&당근 주스
- ◆ 콜리 플라워 주스

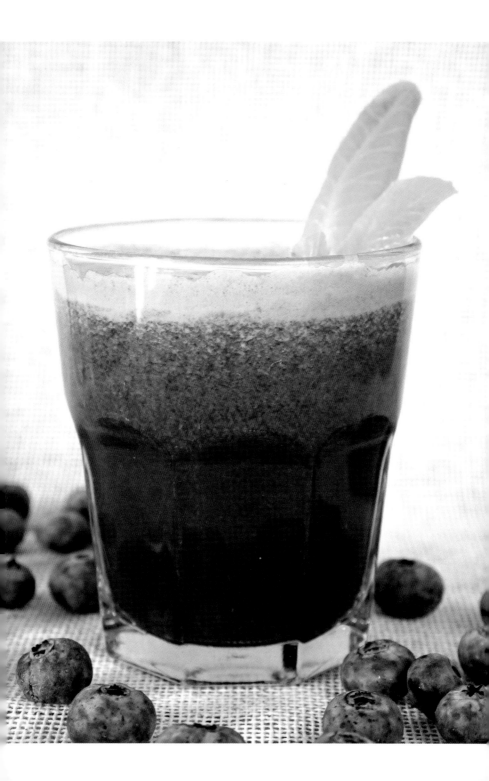

블루베리&비트 주스

1컵 분량

이 주스는 80년대에 플라스틱 통에 담겨 나왔던 포도맛 껌을 연상시키는 색깔이다. 다행스럽게도 화려한 주스의 색깔은 화학물이나 식품 착색료에 의한 것이 아닌 건강한 블루베리와 비트로 부터 만들어 졌다.

비트(잎은 선택 사항) 1/2~1개
블루베리 235g
로메인 상추 1/2개
셀러리 2개
오이 1/2~1개
사과 1/2개
껍질 깐 생강 조금

◆ 모든 과일과 야채를 녹즙기에 넣고 해독주스를 만든다.

비트를 사용할때 초록잎을 버리지 말고 다 사용하도록 하자. 초록잎은 자연의 맛을 갖고 있을 뿐만 아니라 뿌리만큼 건강하다. 사실 비트는 뿌리에서가 아니라 잎에서 영양소를 받고 자란다. 노란색이나 하얀 비트를 써도 되지만 자홍색의 비트가 보기에도 좋고, 맛도 가장 좋다.

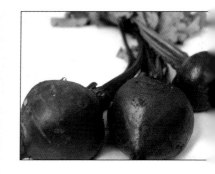

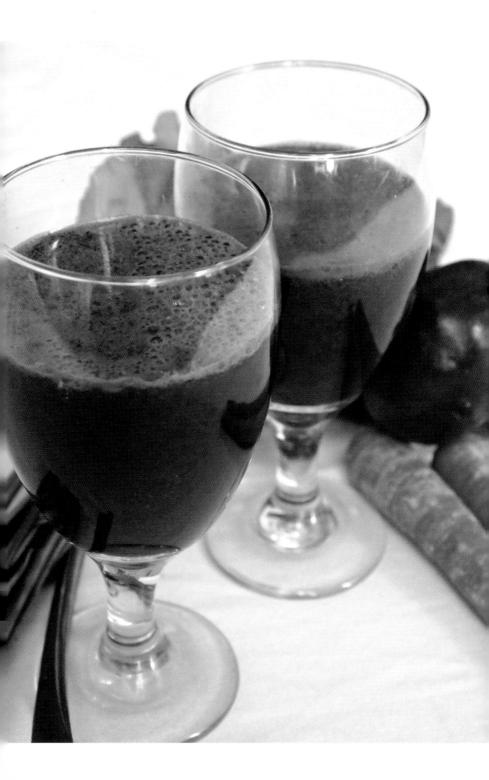

민들레&야채 주스

1컵 분량

 강렬한 맛을 가지고 있는 이 해독주스를 마시려면 마음을 단단히 해야 한다. 민들레의 쓴맛이 재료의 단맛을 다 잡아버리기 때문이다. 하지만 디톡스를 할 수 있는 최상의 재료인 만큼 고통 없이는 그 결과를 얻을 수 없다.

    민들레 잎 2개
    비트 1개
    당근 1개
    오이 1/2개
    레몬 1/2~1개
    아오리 사과 1/2개 (옵션)

◆ 모든 과일과 야채를 녹즙기에 넣고 해독주스를 만든다.

이 주스의 본연의 맛을 느끼고 싶다면 사과를 포함하지 않도록 해보자. 비트와 당근은 이미 당분이 충분하기 때문이다. 하지만 너무 써서 먹지 못하겠다면 사과를 포함하여 주스를 좀 더 부드럽게 해도 된다.

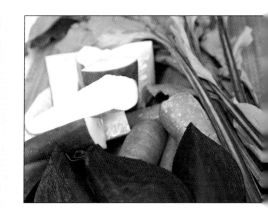

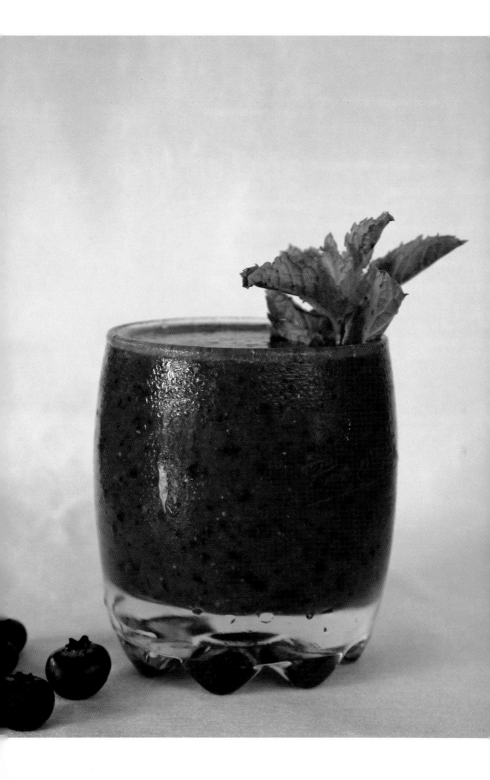

토마토&베리 주스

1컵 분량

이 해독주스는 냉장고에 남겨져 있던 토마토와 시금치를 처리하기 위해서 만들어진 어머니의 레시피이다. 베리의 달콤함과 파인애플 워터의 상큼함은 남겨진 야채의 맛을 180도 변화 시켜 준다.

베리 235g
토마토 1개
시금치 118g
파인애플 워터 118g~235g

◆ 위의 재료 3개를 녹즙기에 넣고 해독주스를 만든다.
◆ 만들어진 해독주스는 파인애플 워터와 섞어서 마신다.

토마토는 가지과로써 염증과 통증을 일으키는 독소를 가지고 있다는 의견이 있기도 하다. 감자, 피망, 가지 등 가지과 야채를 옹호하는 사람들은 이 야채들로 부터 얻는 영양소가 야채가 가지고 있는 작은양의 독소보다 훨씬 더 크다고 주장한다. 그렇다면 나의 의견은 무엇일까? 너무 한가지 음식에만 몰두하여 과다 복용 하지만 않는다면 모든 음식의 풍부한 영양소를 즐길 수 있을 것이다.

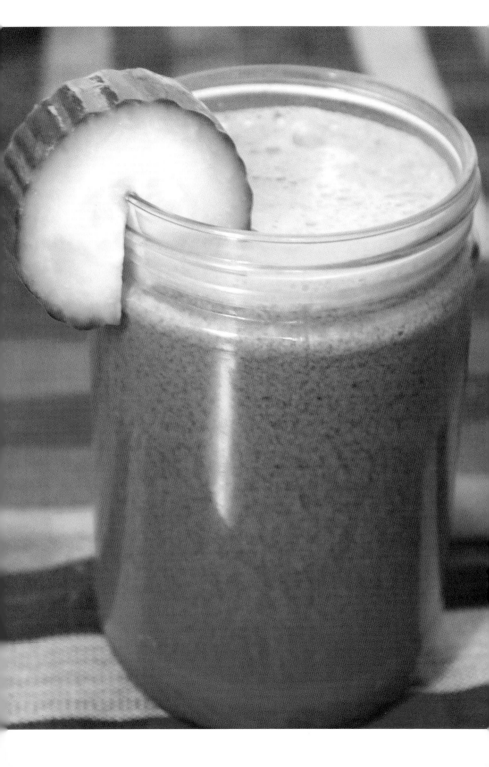

고수&당근 주스

1컵 분량

이 해독주스는 강한 고수의 맛을 달콤한 당근과 레몬의 신맛이 어우러져 균형을 잡아준다. 이 레시피는 맛 때문이라도 다시금 찾게될 뿐만 아니라 엄청난 양의 독소를 몸안에서 빠져나가게 도와주어 자꾸만 생각나는 주스이다

오이 1/2개
당근 1개
고수 235g
레몬 즙 1/2개

- ◆ 오이, 당근, 고수를 녹즙기에 넣어 해독주스를 만든다.
- ◆ 해독주스에 레몬을 짜서 섞은 뒤 마신다.

후덥지근하고 짜증이 나는 날씨에 차가운 맥주는 더이상 필요하지 않다. 주스의 풍부한 미네랄이 당신의 갈증을 다른 어떤 음료보다 더욱 건강하게 만들어줄 것이다.

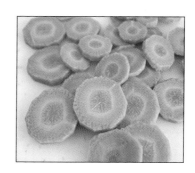

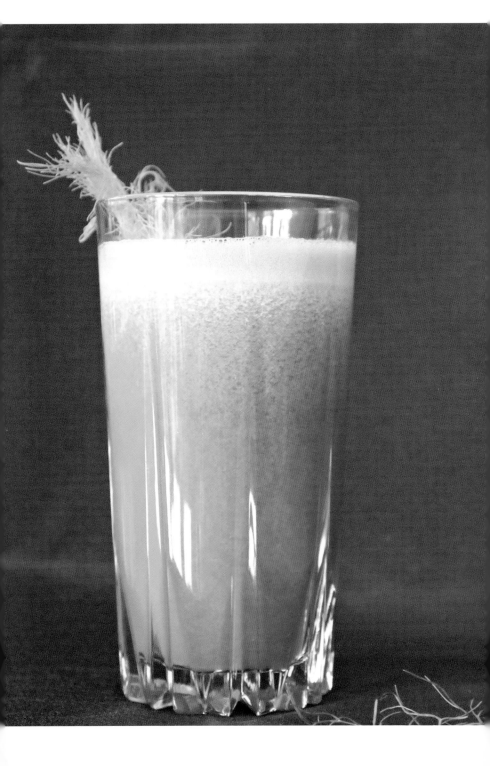

파인애플&회향 주스

1컵 분량

이 초록색의 해독주스는 몸을 깨끗이 세척해주며 소화기능도 도와준다. 지방이 많은 음식을 먹기 30분 전에 이 해독주스를 마셔주면 소화관을 활발하게 하도록 자극해 준다. 또한 전날 너무 많은 음식을 먹었다면 이 주스로 한끼 식사를 대신해도 좋다.

파인애플 덩어리 235g
펜넬 벌브(회향 알뿌리) 1/2개
오이 1/2개
시금치 235g
레몬 1/2개

◆ 모든 과일과 야채를 녹즙기에 넣고 해독주스를 만든다.

펜넬은 아니스 씨의 맛이 나며 소화기능을 돕는다. 또한 이뇨 작용을 촉진시키며 염증과 암을 예방 한다. 요리 재료로 쓰일때는 구근만 쓰이지만 해독주스로 쓰일때는 구근, 줄기, 잎 모두 다 쓰인다.

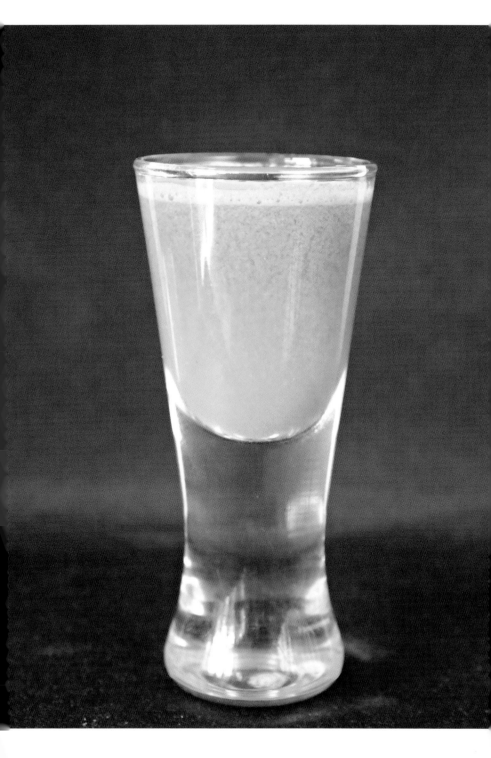

물냉이 주스

1컵 분량

 매큼한 맛의 물냉이는 이 주스의 하이라이트로써 마시는 순간 목과 배에 활기를 불어 넣어줄 것이다. 나는 개인적으로 이 주스를 즐겨 마시지만 단맛을 좋아하는 사람들은 부담감을 느낄 수도 있을 것이다. 하지만 용기를 내서 하루에 한잔씩 마셔보자. 주스가 입에 맞다면 양을 한컵으로 늘려서 마셔도 좋다. (한컵의 주스가 나오려면 레시피 양을 3배로 늘려야 할것이다.)

 물냉이 118g
 오이 118g
 당근 118g
 껍질 깐 라임 1/4개

 ◆ 모든 과일과 야채를 녹즙기에 넣고 해독주스를 만든다.

물냉이는 간과 피를 맑게 해주는데 가장 좋다. 또한 항생 작용을 하며 야맹증과 눈을 좋게 하고 뼈도 튼튼하게 해주며 암예방을 해준다. 건강을 위해 술잔을 기울이는것 보다 이 해독주스를 한잔씩 마시는것이 어떨까.

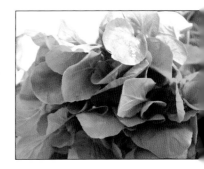

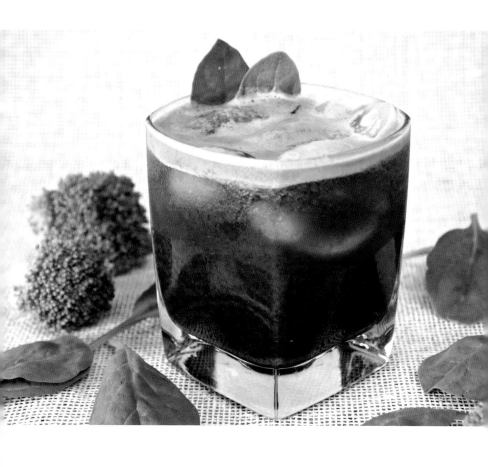

브로콜리&시금치 주스

1컵 분량

진한 해독주스의 색깔처럼 이 주스는 건강한 웰빙이란 무엇인지 알려줄 것이다. 한번 마신뒤 몸이 달라지는 것을 느낄 수 있을 것이며, 자주 마신다면 주위 사람들도 알 수 있을 만큼 파워풀한 변화를 느낄 수 있을 것이다.

브로콜리 235g
시금치 235g
비트 1개
사과 1개
오이 1/2개
껍질 깐 생강 조금

- ◆ 모든 과일과 야채를 녹즙기에 넣고 해독주스를 만든다.

브로콜리는 황, 칼슘, 마그네슘, 철분, 비타민이 풍부한 재료로써 해독주스와 스무디에 잘 어울린다.
브로콜리를 고를때는 짙은 녹색을 고르고 봉지안에 넣어 시들지 않게 냉장 보관한다.
오래되어 노란색으로 변하기 전에 빨리 사용하도록 한다.

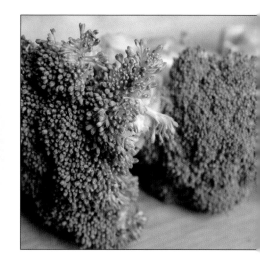

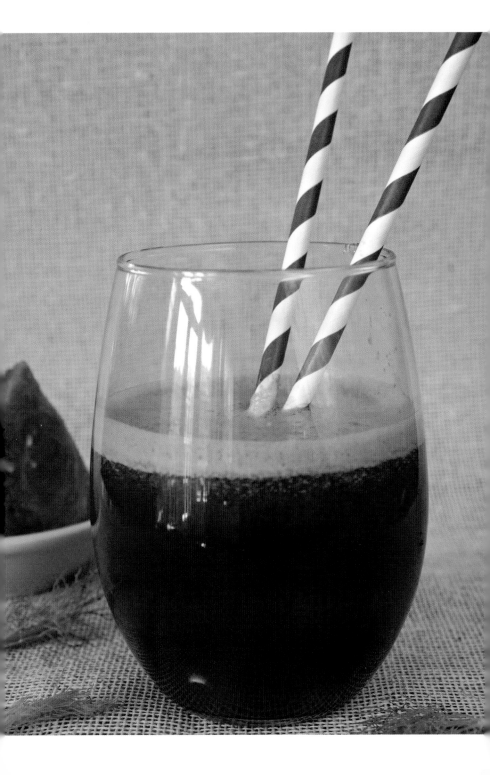

회향&수박 주스

1컵 분량

향긋한 향이 나는 주스를 좋아 한다면 이 레시피를 분명히 좋아할 것이다. 아니스, 감초, 펜넬(회향)등의 맛을 싫어하는 사람들도 있지만 이 향초들은 소화기능을 높혀주는 큰 장점을 가지고 있다.

펜넬 벌브(회향 알뿌리) 1/2 개
깍두기 크기로 자른 씨없는 수박 235g
애호박 235g
시금치 235g
파슬리 235g
레몬 1/2개

◆ 모든 과일과 야채를 녹즙기에 넣고 해독주스를 만든다.

토마토처럼 수박의 빨간 부분은 심장에 좋은 풍부한 리코펜을 가지고 있다.
내엄마의 친구분은 몇 년 전에 심장이 매우 안좋으셨는데 엄격한 수박 다이어트를 통해서 20kg을 빼고 심장도 건강하게 되었다.

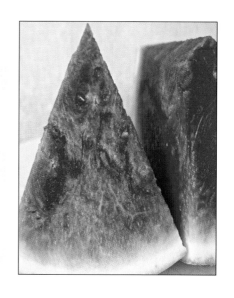

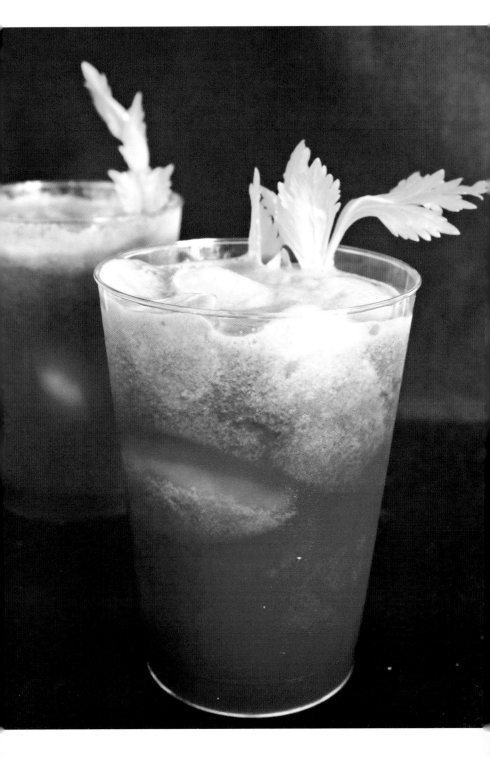

비트 주스

1컵 분량

비트는 땅에서 나는 채소중 디톡스 하기에 가장 좋은 음식중 하나이다. 비트는 방광, 콩팥, 간을 깨끗히 세척해 주는 효능을 가지고 있다. 언제든지 신선한 비트 주스를 마셔도 좋지만 몸이 해독주스에 적응되기 전에는 하루에 한번만 마시는 것이 좋다.

비트 1개
사과 1개
셀러리 2개
오이 1/2개
레몬 1/2~1개

◆ 모든 과일과 야채를 녹즙기에 넣고 해독주스를 만든다.

일반 마트에서 파는 오이를 자세히 보면 얇은 층으로 겉에 투명하게 왁스 코팅이 되어 있는게 있다.
이렇기 때문에 오르가닉이 아닌 이상 해독주스를 만들때 꼭 오이 껍질을 벗겨서 왁스 코팅을 벗겨내길 바란다.

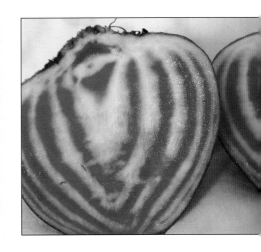

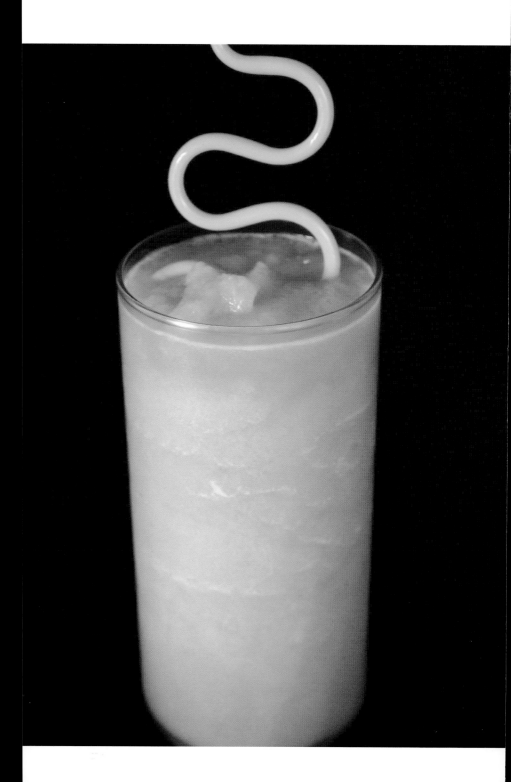

양배추&파인애플 주스

1컵 분량

당신의 소화기능에 문제가 있어 모든 방법을 써보았지만 신통치 않았다면 이 해독주스가 문제를 해결해 줄것이다. 양배추와 파인애플이 소화불량과 속쓰림등의 문제를 잡아주며 양배추 특유의 맛 때문에 코를 막고 먹어야 했었던 점을 파인애플의 단맛이 잡아주어 영양가와 맛, 두마리 토끼를 잡을 수 있을 것이다.

양배추 470g
파인애플 덩어리 235g
오이 1/2개

◆ 모든 과일과 야채를 녹즙기에 넣고 해독주스를 만든다.

보기에는 영양가도 없어 보이고 특이하지도 않은 양배추는 사실 항산화작용 역활을 하는 황이 풍부하여 간의 독소를 빼주며 담즙의 생산을 더욱 높혀준다.

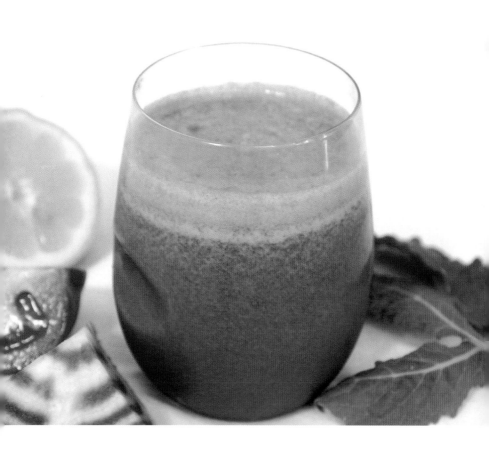

토마토&비트 주스

1컵 분량

이 레시피에서는 어떤 종류의 비트를 사용하는가에 따라서 다른 색깔의 해독주스를 만들 수 있다. 비트는 간 기능을 가장 잘 활성화 시키는 음식으로도 알려져 있으며 또한 비장을 정화시켜 간경병증을 예방한다.

토마토 2개
비트 1개
케일 235g
로메인 1/2개
레몬 1/2~1개

- ◆ 모든 과일과 야채를 녹즙기에 넣고 해독주스를 만든다.
- ◆ 이 주스를 더욱 맛있게 먹으려면 얼음을 몇개 넣어 차갑게 마시는것이 더욱 맛있다.

리코펜이 풍부한 토마토는 간을 보호해주며 신진대사 작용을 하여 몸속의 독소를 빼주는데 더욱 효과적이다.

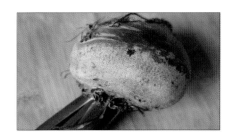

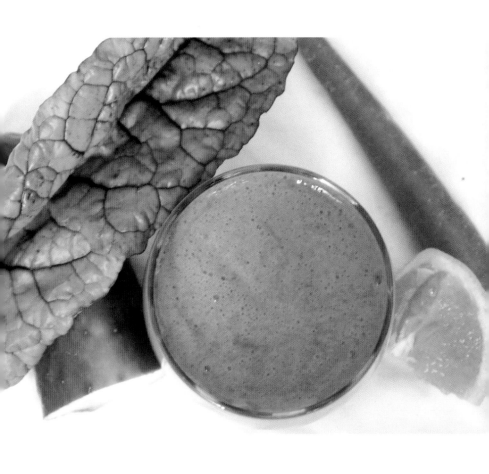

오렌지&근대 주스

1컵 분량

옛부터 전해져 내려오는 이야기로 신선한 오렌지를 짜서 아침에 마시는 방법은 괜히 만들어진 것이 아니다. 이 방법은 몸속의 독소를 빼주는 데 가장 좋은 방법중 하나이다. 이 레시피는 오렌지와 오이, 근대, 당근을 포함하여 영양가를 더욱 풍부하게 만들어 주었다. 추운 겨울날 이 주스를 마시면 감기 걱정 없이 보낼 수 있다.

오이 1/2개
근대 잎 4개
당근 1~2개
껍질 깐 오렌지 1개

◆ 모든 과일과 야채를 녹즙기에 넣고 해독주스를 만든다.

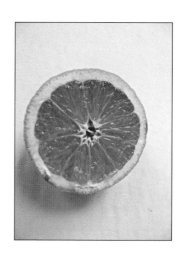

몇몇 뿌리 야채들은 잎도 함께 넣어 즙을 짜내기도 하지만 당근잎은 심박수와 혈액을 높히는 증상을 일으킨다고 알려져 있다.
이러한 정보들을 미리 알아 실수를 줄이도록 하자.

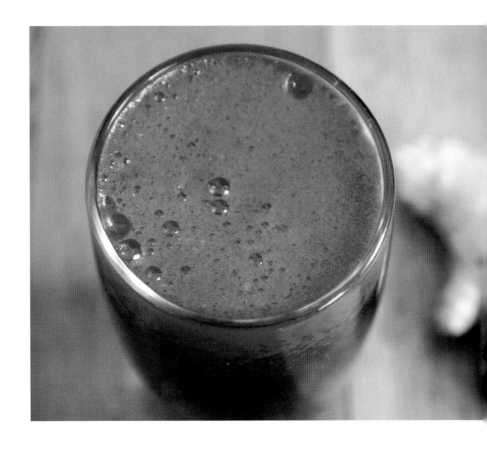

비트&민트 주스

1컵 분량

이 주스의 주된 맛은 비트와 민트이며 모든 재료들이 디톡스 작용을 하지만 특히 비트와 민트가 주 역활을 해준다. 두 야채들은 혈액을 깨끗히 해주며 몸의 안과밖 모두 활기를 되찾게 해줄것이다.

오이 1/2개
껍질 깐 생강 조금
사과 1/2개
비트 1개
민트 가지 1개

◆ 모든 과일과 야채를 녹즙기에 넣고 해독주스를 만든다.

생강은 오르가닉을 찾기 힘들기 때문에 대부분 껍질을 까서 사용하도록 한다.
생강을 까는 법은 칼을 이용할 필요없이 찻숟가락을 이용해 껍질을 아래로 까면 쉽게 까진다.

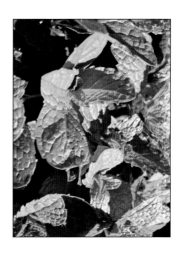

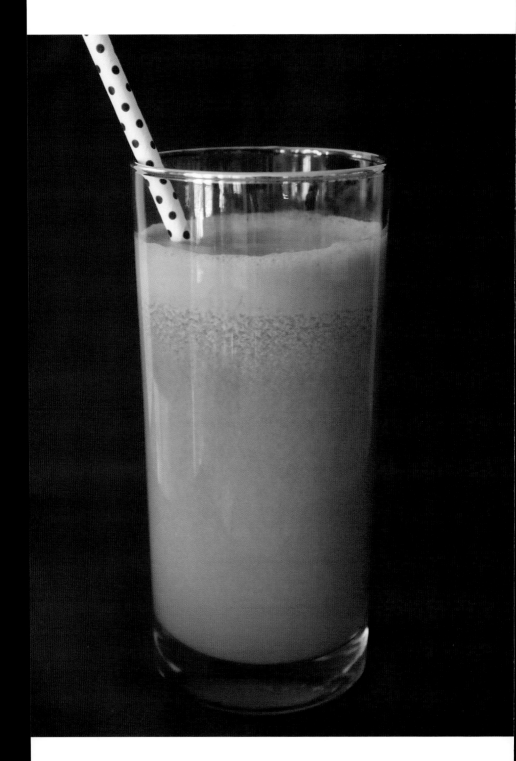

당근&자몽 주스

1컵 분량

생동감 넘치는 이 주스는 당근과 자몽의 다채로운 영양소 뿐만 아니라 맛또한 훌륭하다. 어떤 종류의 상추를 쓰는가에 따라서 주스의 색깔이 오렌지 색깔에서 밝은 오렌지로 바뀔 것이다.

당근 2개
껍질 깐 자몽 1/2개
오이 1/2개
꽃상추 470g (혹은 상추 종류 아무거나)

◆ 모든 과일과 야채를 녹즙기에 넣고 해독주스를 만든다.

보그(Vogue) 메거진에서 나오는 매일 아침 자몽 반개를 먹는 다이어트를 기억하나요?
자몽 다이어트 유행이 일어났던 이유는 이 과일은 낮은 칼로리와 저당을 가지고 있으며 고용량의 비타민 C가 몸의 면역력을 높여주기 때문이다. 즙이 많은 자몽을 고르려면 크기보다 더 무겁게 느껴지는 것을 고르면 된다.

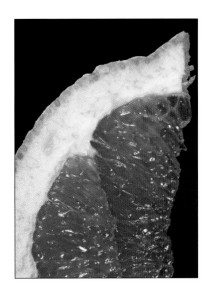

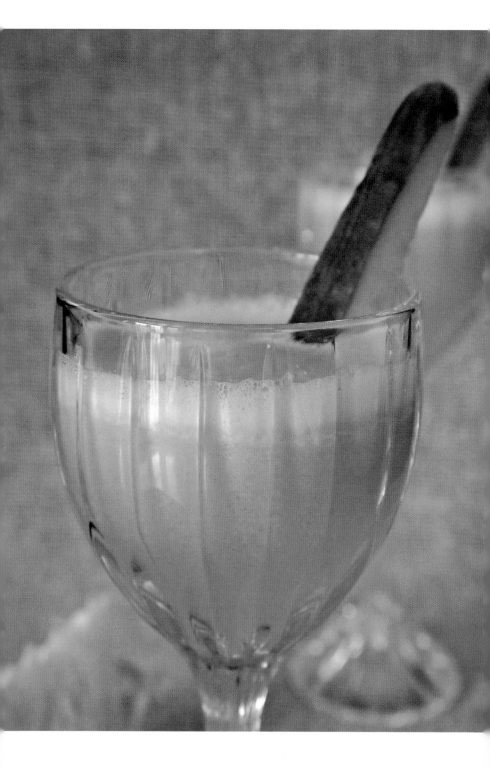

양배추&오이 주스

1컵 분량

양배추는 가격도 싸고 즙도 많이 나와 디톡스 다이어트를 할때 사용하기 굉장히 쉬운 야채이다. 주스를 마신 뒤 속이 어떻게 다른지 느껴보길 바란다. 특히 속 쓰림, 위염, 위궤양등의 증상이 있다면 더더욱 그렇다. 한의학에서는 변비를 치료하기 위해 양배추를 쓰곤 하였다. 양배추는 많이 먹을수록 더욱 좋다.

양배추 470g
익은 배 2개
오이 1/2개
껍질 깐 생강 조금
껍질 깐 라임 1/2개

◆ 모든 과일과 야채를 녹즙기에 넣고 해독주스를 만든다.

당신은 젊어보이고 산뜻해 보이고 싶나요? 그렇다면 보톡스를 맞는것은 이제 그만하고 양배추를 먹는 습관을 가져보세요. 십자화과의 야채인 양배추는 동안 피부를 만들어주는 콜라겐을 만들어주며 정맥류 또한 치료해 줍니다.

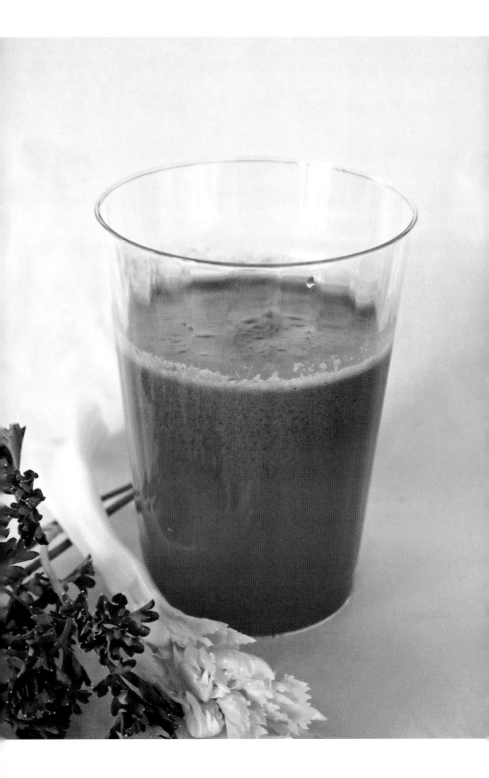

파슬리&당근 주스

1 컵 분량

내가 가장 좋아하는 약초인 파슬리는 비타민 A,C,K 가 풍부할 뿐만 아니라 콩팥과 방광을 보호해 주는 효능이 있다. 회복에 좋은 파슬리는 옛부터 고혈압을 낮추는데 사용되기도 하였다. 이제 파슬리를 데코레이션으로 쓰는 것은 그만하고 해독주스에 적극적으로 활용해보자.

당근 3개
셀러리 4개
파슬리 470g
오이 1/2개

◆ 모든 과일과 야채를 녹즙기에 넣고 해독주스를 만든다.

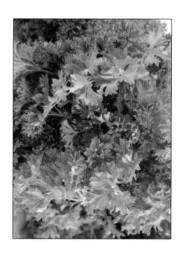

파슬리와 고수같은 약초들은 디톡스를 하는데 매우 효과적이다. 이 약초들은 활발하게 움직이며 파워풀하게 몸을 세척하기 때문에 적은 양부터 해독주스에 포함하는 것을 권장한다. 특히 콩팥에 문제가 있다면 의사와 충분한 상담 뒤에 시작하는것이 좋다.

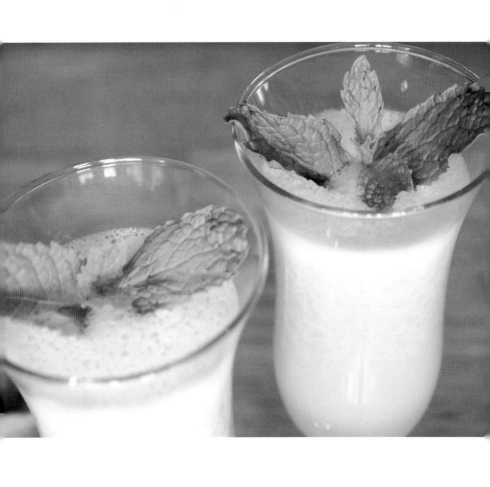

파인애플&민트 주스

1컵 분량

당신은 평소 소화기능에 문제가 있다면 파인애플과 민트에 주목 하길 바란다. 민트의 시원한 잎은 멀미, 메스꺼움, 복통을 완하시키며, 파인애플의 브로멜라인 (강력한 소화 효소) 성분은 염증을 감소하는데 도움을 주어 소화기능을 활발하게 해준다.

파인애플 조각 235g
민트 가지 2개
셀러리 2개
로메인 1개

◆ 모든 과일과 야채를 녹즙기에 넣고 해독주스를 만든다.

향긋한 파인애플의 냄새가 느껴지면 가장 잘 익었다는 표시이다. 껍질을 깐뒤 동그란 모양이나 네모난 조각으로 썰어서 냉동보관을 하여 다음에도 쉽게 쓸 수 있도록 준비해놓자. 해독주스를 만들려면 파인애플을 먼저 해동 시킨뒤 사용하도록 한다.

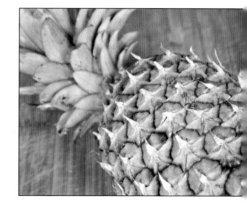

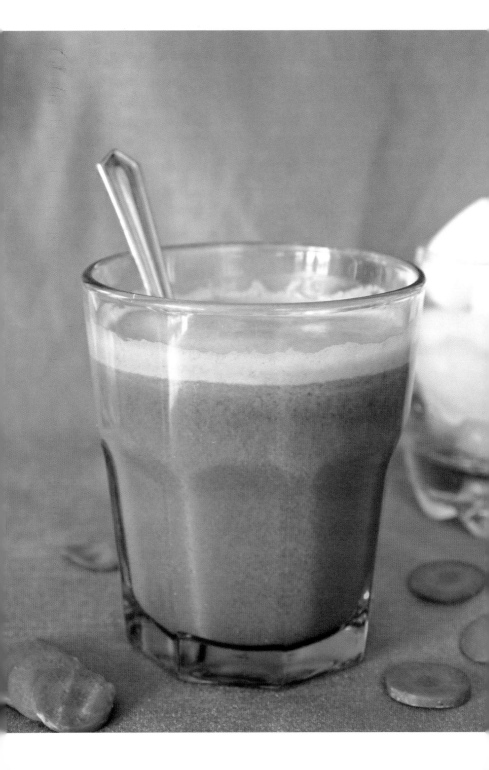

비타민 칵테일 주스

1컵 분량

노화방지 역활을 하는 이 칵테일의 주재료는 자몽으로써 케일의 쓸쓸한 맛을 자몽의 상큼함으로 가라앉혀준다. 자몽은 콜레스트롤을 낮추는데 탁월하며 칼로리가 별로 없어 다이어트 음식으로도 훌륭하다.

껍질 깐 자몽 1/2개
당근 2개
셀러리 2개
케일 잎 4개
껍질 깐 생강 조금

◆ 모든 과일과 야채를 녹즙기에 넣고 해독주스를 만든다.

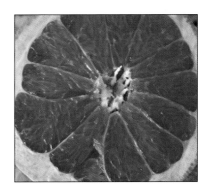

당근에 들어있는 카로틴은 식용유를 조금 넣고 요리 했을때 몸에서 가장 잘 흡수된다고 알려져있다. 하지만 생당근을 이용해 해독주스를 만들어도 풍부한 영양소를 얻을 수 있다.

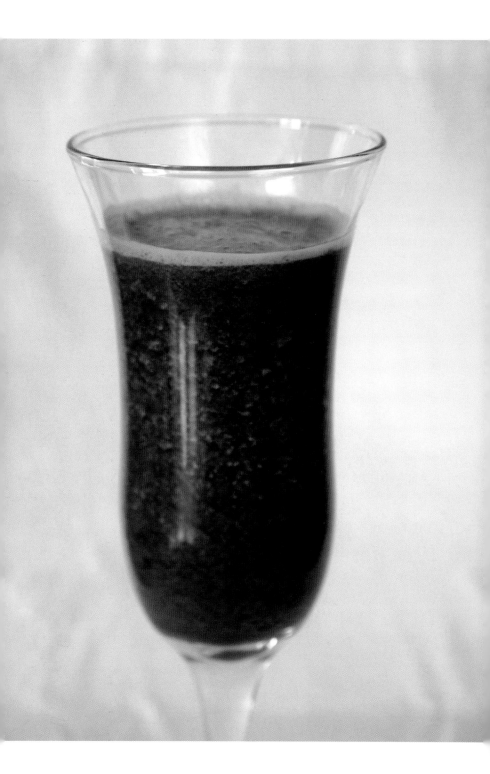

블루베리& 셀러리 주스

1컵 분량

해독주스를 처음 시작한다면 초보자에게 알맞은 레시피부터 사용하는 것이 좋다. 특별한 재료와 맛을 원하지 않는 이상 당신은 분명히 이 레시피를 좋아할 것이다. 조금씩 조금씩 해독주스의 맛에 익숙해지다 보면 더욱 강한 재료도 찾게 될것인데 그때 시금치와 파슬리를 첨가해보고 그 뒤엔 케일과 밀싹을 첨가하면 된다.

블루베리 470g
셀러리 2개
오이 1/2개
라임 1/2~1개

   ◆ 모든 과일과 야채를 녹즙기에 넣고 해독주스를 만든다.

케일이 야채중에서 가장 많은 항산화 방지 효력이 있다면 과일중에서는 블루베리가 가장 훌륭한 효력을 가지고 있다. 하루에 한움큼 블루베리를 섭취하면 높은 콜레스트롤, 당뇨, 암, 심장병, 요로 감염증, 기억상실증등 많은 병을 예방 할 수 있다. 냉동 혹은 냉장 보관하여 셀러드나 씨리얼, 스무디등에 넣어서 먹으면 된다.

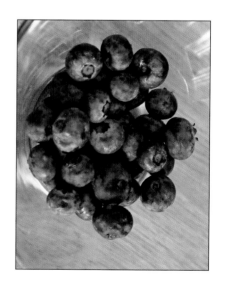

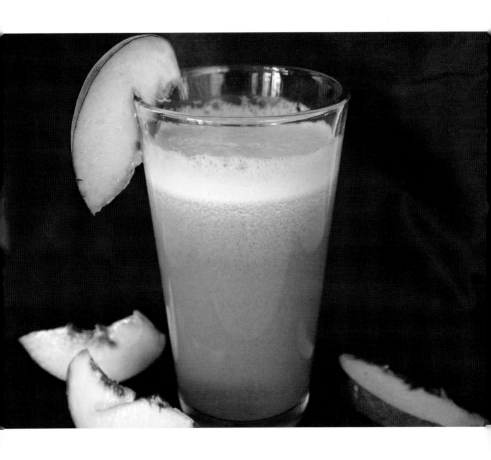

복숭아&상추 주스

1컵 분량

 복숭아의 향과 맛은 손을 떼기 힘들정도로 풍미롭고 맛이있다. 이 해독
주스에는 상추가 들어가는데 상추는 몸의 긴장을 풀어주는 효능이 있어
밤에 한잔 마시면 푹 잘 수 있을 것이다.

    익은 복숭아 3개
    상추 118g
    오이 1/2개
    라임 1/2~1개

   ◆ 모든 과일과 야채를 녹즙기에 넣고 해독주스를 만든다.

믿거나 말거나 상추는 지구상에
수천년 이상 존재해 왔으며 고대
이집트 음식 학자에 의하면 수면
제로 사용되기도 했다고 한다.

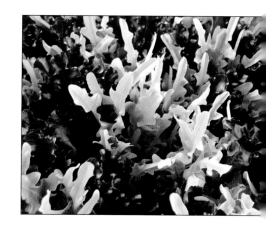

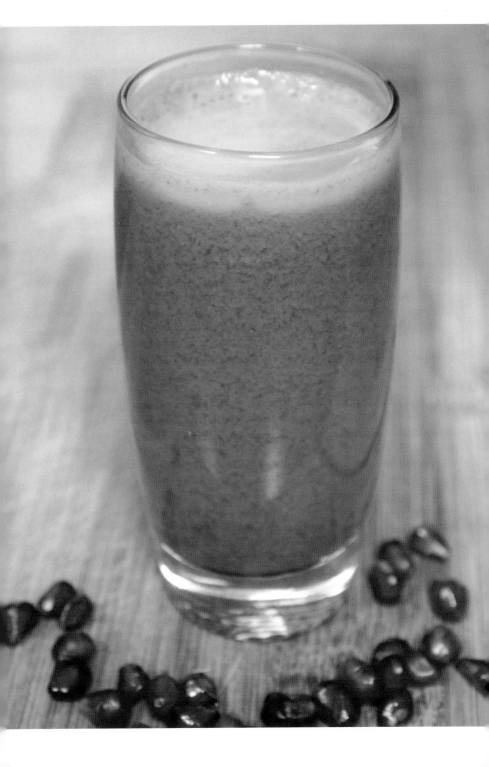

석류&당근 주스

1컵 분량

솔직하게 말해서 나는 석류를 레시피에 자주 사용하지 않는다. 하지만 가끔 석류를 사용할때면 석류의 달콤하고 시큼한 씨들이 주스로 변하는 모습을 감상하는 것을 좋아한다. 석류의 매력적인 색깔을 보고 있으면 왜 석류가 영양소가 풍부한 슈퍼 푸드중 하나인지 알것 같다.

석류 씨 470g
로메인 1개
당근 2개
껍질 깐 생강 조금
레몬 1/2개

◆ 모든 과일과 야채를 녹즙기에 넣고 해독주스를 만든다.

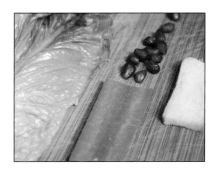

신선한 석류를 찾기 힘들다면 설탕이 없는 오르가닉 석류 주스로 대신해도 괜찮다. 아니면 오르가닉 체리나 적포도로 대신해도 좋다.

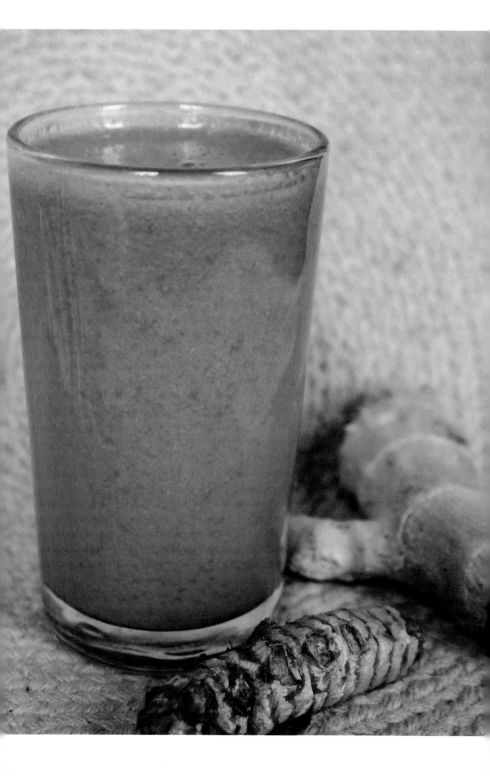

콜리플라워 주스

1컵 분량

이 레시피는 내가 먹었던 수많은 인도의 채식 위주 식사에 포함된 콜리플라워와 가지각색의 향신료에서 부터 영감을 받아 만들게 되었다. 또한 새로 발견한 강황의 매력도 한몫 하였는데, 강황은 항염제와 항우울제 작용에 탁월하다. 해독주스에 넣어서 먹지 않는다면 음식에 넣거나 우려내도 된다.

콜리플라워 470g
오이 1/2개
껍질 깐 오렌지 1개
껍질 깐 생강 조금
껍질 깐 강황 조금
당근 2개

◆ 모든 과일과 야채를 녹즙기에 넣고 해독주스를 만든다.

마트에서 신선한 강황을 파는것을 본다면 꼭 사길 바란다! 강황은 노란색과 오렌지색을 띄고 있는 강렬한 향신료로써 병을 예방하는데 효과적이며 많은 질병들을 (관절염 등) 고치는 효능이 있다. 또한 강황은 노화방지 역활을 하며 치매를 예방하는데도 효과적이다.

더 달고 맛있는 레시피

- ◆ 고구마&비트 주스
- ◆ 딸기&바질 주스
- ◆ 파인애플&치아씨드 주스
- ◆ 멜론 주스
- ◆ 키위 주스
- ◆ 치아씨드&수박 주스
- ◆ 딸기&파슬리 주스
- ◆ 사과&견과류 주스
- ◆ 복숭아&오렌지 주스
- ◆ 클로렐라 주스
- ◆ 파파야&마카 주스
- ◆ 자몽&사과 주스
- ◆ 복숭아 주스

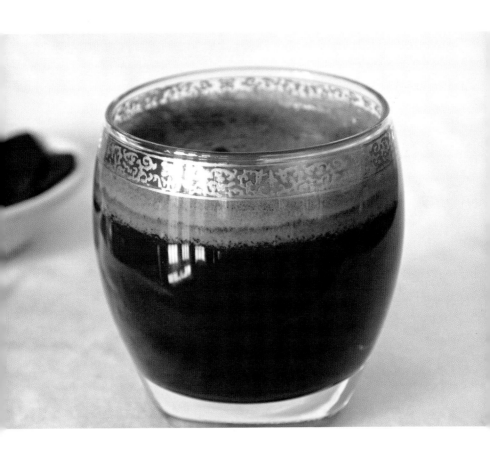

고구마&비트 주스

1컵 분량

고구마가 해독주스 레시피에 사용되어서 깜짝 놀랐나요? 고구마의 생기 넘치는 주황색깔은 베타 카로틴이 함유되어 있어 항암작용을 하며 건강한 눈, 피부, 머리카락을 갖는데 도움을 줍니다.

비트 1개
껍질 깐 자몽 1/2개
오이 1/2개
고구마 1개
껍질 깐 생강 조금

◆ 모든 과일과 야채를 녹즙기에 넣고 해독주스를 만든다.

고구마는 당분이 낮아 혈당을 높
히지 않음으로 당뇨가 있는 사람
들에게도 좋은 음식 중 하나입니
다.

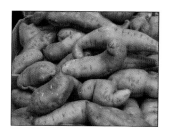

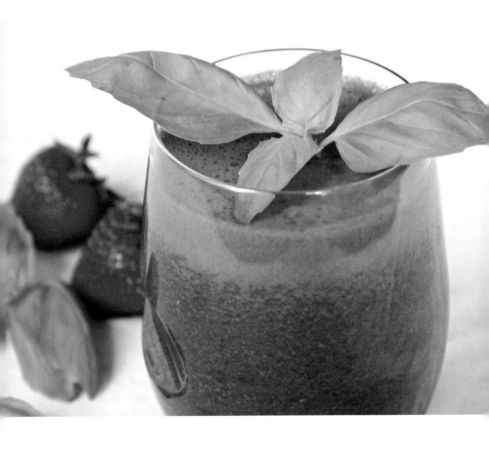

딸기&바질 주스

1컵 분량

당신이 바질을 좋아한다면 향긋하고 기분좋은 이 레시피를 즐길 수 있을 것이다. 화려하고 아름다운 이 해독주스는 당신의 후각, 시각, 미각등 모든 감각들을 다 깨워 해독주스에 완전히 매료되게 될것이다.

오이 1/2개
딸기 1컵
비트 1개
바질 1컵
코코넛 오일 1 티스푼 (옵션)

◆ 녹즙기에 오이, 딸기, 비트, 바질을 넣어 해독주스를 만든다.
◆ 해독주스에 코코넛 오일을 넣고 섞어 마신다.

바질은 뛰어난 향균성과 소화 기능으로 인도와 지중해에서 수천년동안 사랑받아온 재료이다. 바질은 몸을 편안하게 해주며 몸 속에 필요한 영양소를 보충하는 데 도움을 준다.

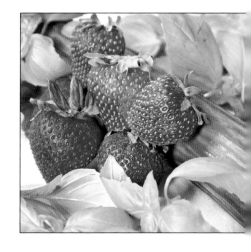

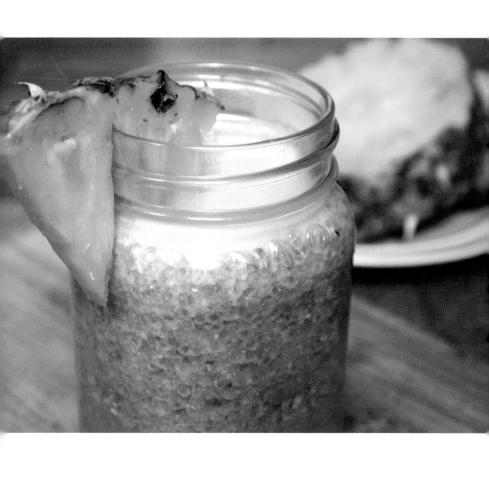

파인애플&치아씨드 주스

1컵 분량

치아 씨드를 한번도 불려 본적이 없다면 이 해독주스를 통해 신나는 경험을 하게 될것이다. 작은 치아씨는 물을 많이 흡수하면 겉이 젤리같이 불어나게된다. 슈퍼 치아씨들은 몸속에 들어가는 순간부터 몸안의 독소들을 모두 휩쓸고 내려갈 것이다.

파인애플 352g
셀러리 2개
케일 235g
견과류 우유 1/2~1컵 (41쪽 참고)
치아 씨드 1 스푼

- ◆ 녹즙기에 파인애플, 셀러리, 케일을 넣고 해독주스를 만든다.
- ◆ 해독주스에 과류 우유, 치아 씨드를 넣는다.
- ◆ 치아씨드를 5~10분정도 불린뒤 마신다.

섬유질이 풍부한 치아씨드는 몸에서 활발히 움직이며 독소를 세척해주기 때문에 아침에 마시는 것이 좋다. 또한 견과류 우유를 넣어 하루를 포만감 있고 에너지 있게 도와줄 것이다.

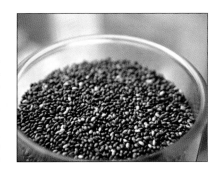

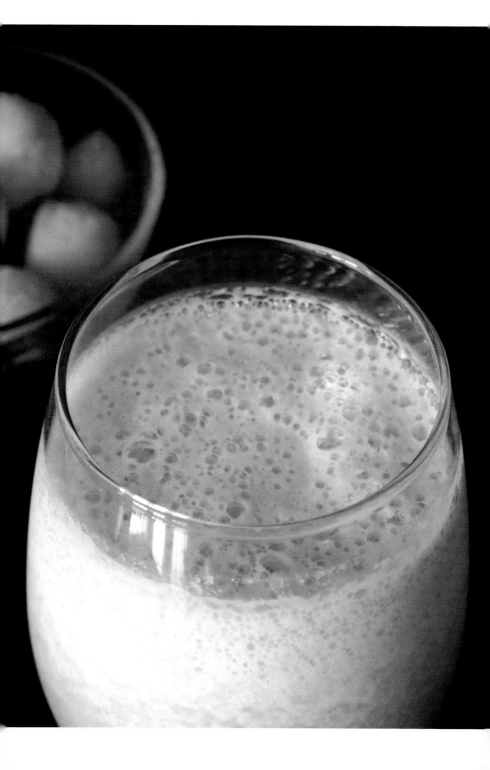

멜론 주스

1컵 분량

허니듀 멜론은 꿀처럼 달콤한 맛을 가졌다. 맛있는 허니듀 멜론을 해독 주스나 스무디에 넣는다면 달콤한 맛 뿐만 아니라 기분까지 좋아지게 만 들것이다. 참고로 이 해독주스의 이름은 내가 키우는 강아지의 이름과 비슷하게 만들었다. 나의 강아지는 내 삶의 허니듀 같은 역활을 해주기 때문이다.

깍두기 크기의 허니듀 멜론 470g
오이 1/2개
로메인 1/2개
레몬 주스 118g~235g

◆ 녹즙기에 허니듀 멜론, 오이, 로메인을 넣고 해독주스를 넣는다.
◆ 레몬즙을 짠뒤 마신다.

이 해독주스에선 레몬 대신 오렌
지를 짜서 넣어도 된다.
완전히 다른 맛을 원한다면 레몬
주스 대신 시나몬 가루 반 티스
푼을 시도해 보자.
3가지 다른맛의 주스를 맛볼 수
있을 것이다.

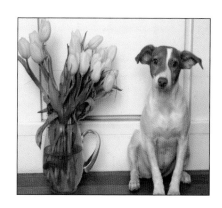

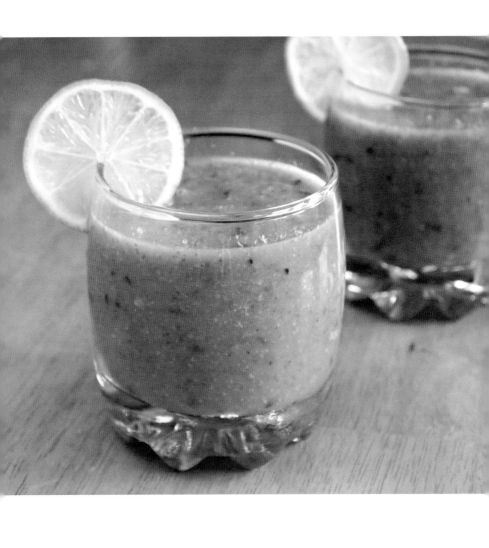

키위 주스

1컵 분량

해독주스를 마시다 보면 문제가 생기는데 그때마다 쉽게 해답을 찾아보도록 하자. 녹색의 야채 주스 맛이 마음에 안든다? 그렇다면 과일을 넣어 단맛을 보충하자. 과일의 단맛이 나를 나른하게 만든다? 문제없다. 견과류 우유를 넣어서 당도를 안정시키면 된다. 이 해독주스는 이런 방법으로 만들어지게 되었다.

시금치 235g
오이 1/2개
껍질 깐 키위 1개
포도 235g
레몬 1/2개
견과류 우유 1/2컵 (41쪽 참고)

- ◆ 첫번째 다섯가지 재료들로 해독주스를 만든다.
- ◆ 해독주스에 견과류 우유를 섞은뒤 마신다.

과일과 야채의 특징에 대해 좀 더 자세히 알게 된다면 해독주스에 필요한 재료들을 손질하는것도 더욱 쉽게 할 수 있다. 예를 들어 키위를 까는것 보다 반으로 잘라서 숟가락으로 푸는것이 훨씬 쉽다.
아보카도도 똑같은 방법을 쓰면 된다.

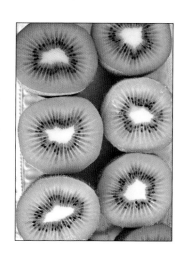

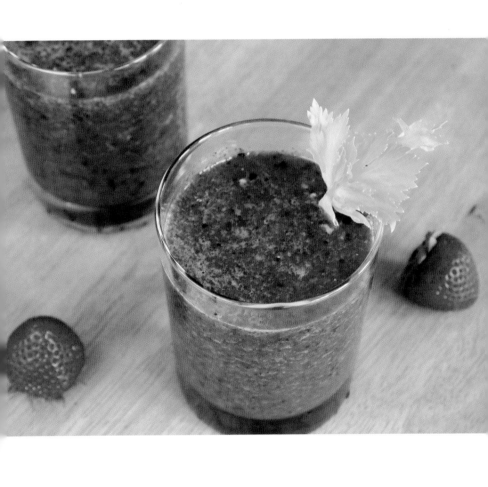

치아씨드&수박 주스

1컵 분량

집에서 손수 만든 견과류 우유는 건강하고 포만감있는 해독주스를 빠르게 만들고 싶을때 필요한 가장 탁월한 재료이다. 여기에 치아 씨드를 더하면 다음 식사 시간까지 음식이 전혀 생각나지 않을 정도로 포만감이 있을것이다.

깍두기 크기로 썬 씨없는 수박 1컵
딸기 235g
셀러리 2개
레몬 1/2개
견과류 우유 1/2컵 (41쪽 참고)
치아 씨드 1숟가락

- ◆ 첫번째 4가지의 재료들로 해독주스를 만든다.
- ◆ 해독주스에 견과류 우유와 치아씨드를 넣고, 치아씨드는 5~10분 동안 불린다.

치아씨드가 민트과의 식물인걸 알고 있었나요? 치아씨드는 과테말라와 멕시코의 원산지로 16세기에 스페인 정복자들이 도착하기 전에 아즈텍 족이 많이 먹던 음식입니다. 치아씨드는 우리몸을 건강하게 해주는 오일중의 하나 입니다.

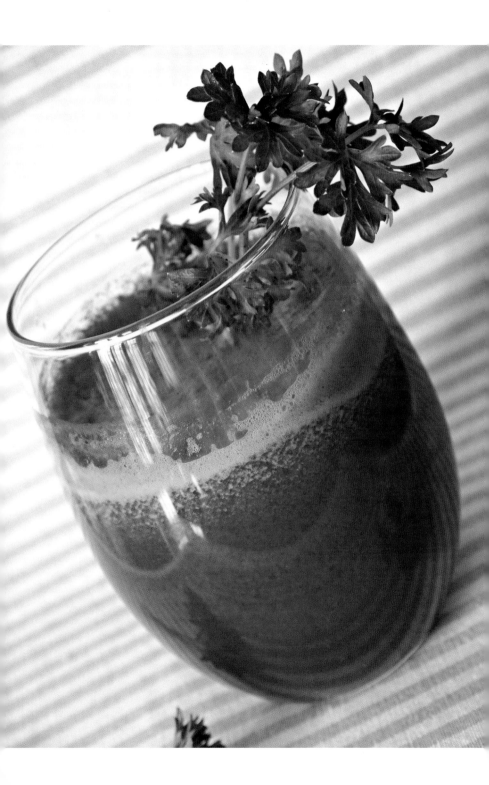

딸기&파슬리 주스

1컵 분량

빨간 주스의 효능은 풍부한 엽록소, 건강한 소화기능, 알칼리화, 혈압 조절등이 있다. 하지만 모든 빨간색의 주스라고 이런 효능을 가지고 있는 것은 아니다. 반면 이 해독주스는 모든이들이 만족할 수 있는 영양소를 가지고 있다.

깍두기 크기의 씨없는 수박 470g
딸기 470g
파슬리 235g
라임 1개

◆ 모든 과일과 야채를 녹즙기에 넣고 해독주스를 만든다.

파슬리는 해독주스에 천천히 포함하도록 하자. 브루스케타 빵에 올려진 파슬리를 먹는 것과 농축된 파슬리 즙이 곧바로 혈류로 가는 것은 차원이 다르다. 이 향초는 보기에는 순해 보이지만 강한 해독 작용을 가지고 있어 처음부터 너무 많은 양을 먹는다면 어떠한 부작용이 생길지 모르기에 조심해야 된다.

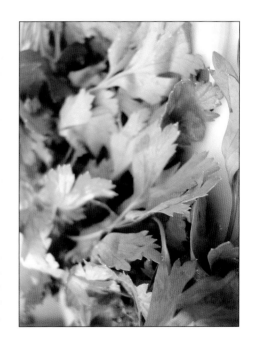

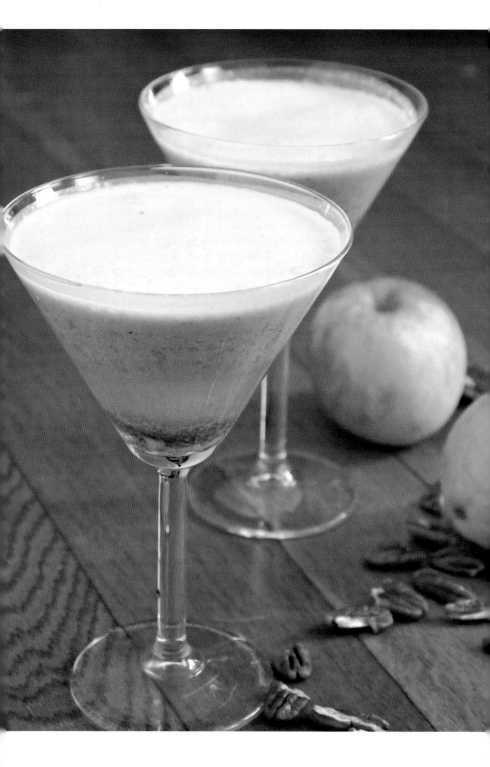

사과&견과류 주스

1컵 분량

사과는 간과 담낭을 세척하는 효능을 가지고 있다. 셀러리는 이뇨 작용을 촉진시키며, 생강은 소화 기능, 혈액 순환, 발환을 돕는다. 이 3가지의 힐링 식품들을 주스안에 다 넣으면 그야말로 최고의 힐링주스가 아닐까요?

사과 1개
셀러리 2개
꽃상추 235g
껍질 깐 생강 조금
견과류 우유 1/2컵 (41쪽 참고) 혹은 슈퍼 씨앗 우유(53쪽 참고)
갈은 아마씨 1숟가락

- ◆ 첫번째 4가지의 재료들로 해독주스를 만든다.
- ◆ 해독주스에 견과류 우유 혹은 슈퍼 씨앗 우유와 아마씨 한숟갈을 넣어 섞은 뒤 마신다.

더욱 파워풀한 에너지가 필요하다면 햄프 파우더나 마카 파우더를 첨가해 보세요. 또한 치아씨드을 넣으면 몸속에 있는 모든 독소들을 빼낼 수 있답니다. 숟가락으로 잘 저어 섞은뒤 치아씨드가 물을 잘 흡수 할 수 있도록 5~10분동안 불려주세요.

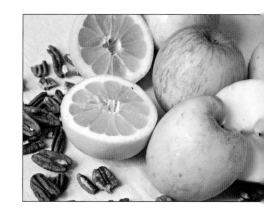

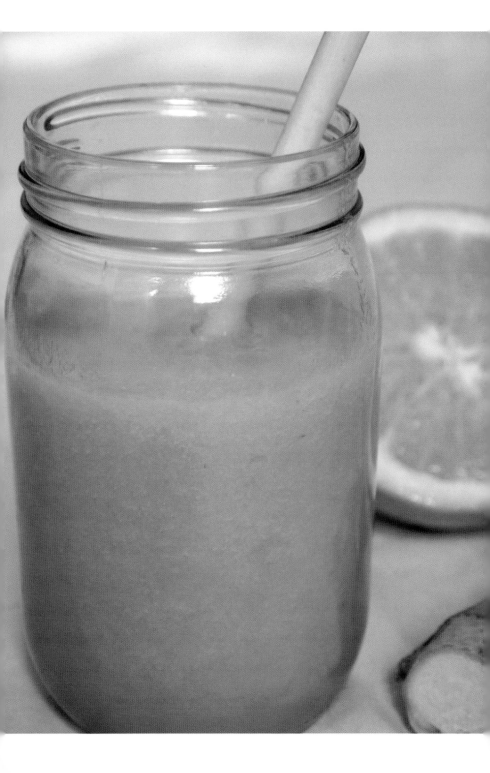

복숭아&오렌지 주스

1컵 분량

어린시절 나는 정원에서 뛰어놀다가 갑자기 강한 레몬 향기에 이끌린 적이 있었다. 우리는 레몬 나무를 키우고 있지 않았는데 냄새를 따라가보니 원인은 바로 거대한 레몬그라스 였다. 이 약초도 해독주스에 들어갈 수 있다는것을 깨닫고 나는 얼마나 기뻤는지 모른다. 레몬그라스는 주스의 맛을 더욱 깊게 해주며 해독과정을 더욱 더 빨리 진행시켜 준다.

오이 1/2개
익은 복숭아 2개
껍질 깐 오렌지 1개
껍질 깐 생강 뿌리 조금
레몬그라스 1~2개

◆ 모든 과일과 야채를 녹즙기에 넣고 해독주스를 만든다.

다양한 해독주스에 레몬그라스를 첨가하거나 레몬 대신 레몬그라스를 넣어도 좋다. 하지만 스무디는 나무같이 딱딱한 식감의 레몬그라스를 넣으면 맛이 변형되기에 스무디에는 포함하지 않도록 하자.

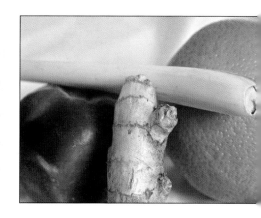

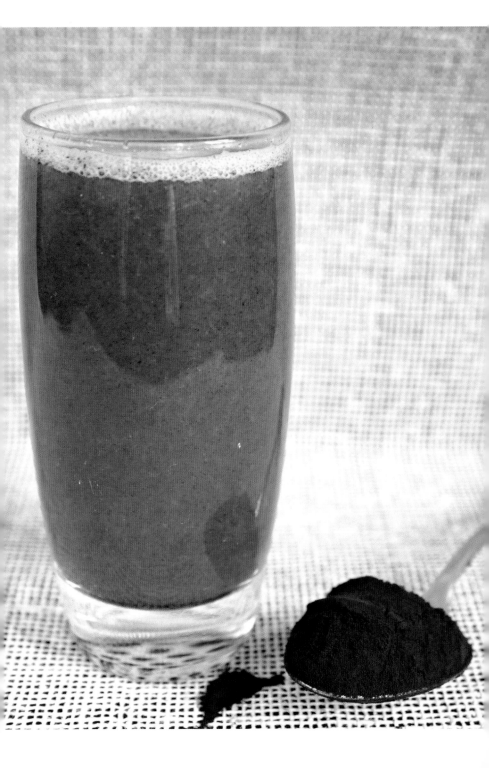

클로렐라 주스

1컵 분량

대자연은 사람에게 필요한 충분한 에너지를 공급하는데 왜 인공적으로 만들어진 강장 음료에서 에너지를 보충하려고 하는가? 코코넛 워터는 기적의 음료로써 사람의 혈장을 구성하는 물질과 비슷하다고 한다. 클로렐라는 바다의 채소로써 pH(산성도)를 알칼리성으로 만들며 몸의 저항력을 더욱 키워준다. 또한 몸속의 화학물질과 중금속등의 독성을 빼내는 역활을 한다.

익은 망고 1개
코코넛 워터 235g
클로렐라 또는 스피룰리나 1 티스푼 (선택 사항)

- ◆ 망고의 껍질을 까고 과육을 씨앗에서 떼어낸 후 녹즙기에 넣어 해독주스를 만든다.
- ◆ 망고 주스를 코코넛 워터와 섞은뒤 클로렐라나 스피룰리나를 넣는다.

이 해독주스에는 클로렐라나 스피룰리나를 번갈아 가면서 첨가하거나 아니면 둘다 넣어도 좋다. 하지만 두가지 다 강렬한 맛을 가지고 있기 때문에 해독주스에 첨가하기 전에 주의하기 바란다.

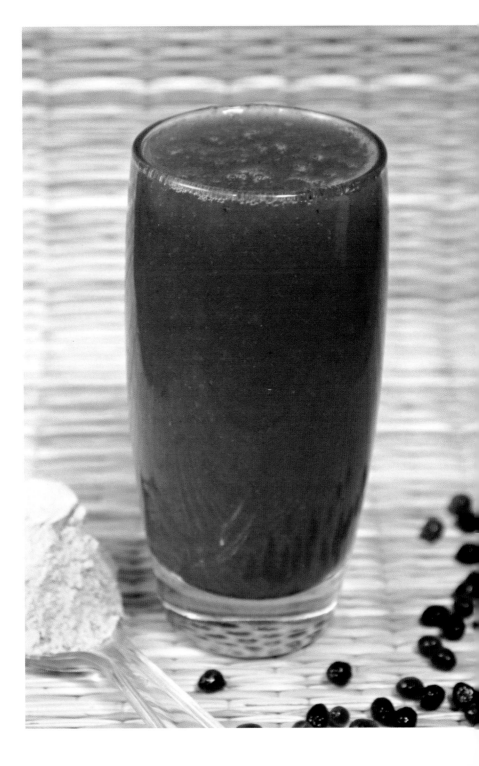

파파야&마카 주스

1컵 분량

이 해독주스는 하루를 시작하기전에 마시기 딱 좋은 주스이다. 파파야는 몸속의 해독작용을 하고 세포에 필요한 영양공급을 해주며 소화기능을 진정시키는 역활도 한다. 거기에 마카 파우더와 이뇨작용을 하는 파인애플 워터까지 참고하면 완벽한 주스 한잔이 만들어진다.

깍둑 썰기한 껍질 깐 익은 파파야 470~705g
파인애플 워터 235g
마카 파우더 1 티스푼 (선택 사항)

- 껍질벗긴 파파야를 녹즙기에 넣어 주스를 만든다.
- 주스와 파인애플 워터, 마카 파우더를 섞어서 마신다.

매일 마카를 마심으로써 불타는 밤을 맛보세요!
마카 파우더는 "잉카의 비아그라" 라는 별명처럼 성기능을 향상 시켜줍니다. 얼굴에 여드름이 많이 났거나 만성 피로를 느낀다면 불균형한 호르몬을 조절해주어 예전에 맛보지 못했던 에너지를 느끼게 해줄것 입니다.

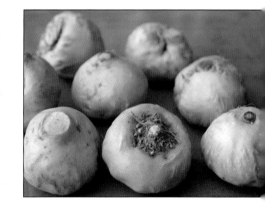

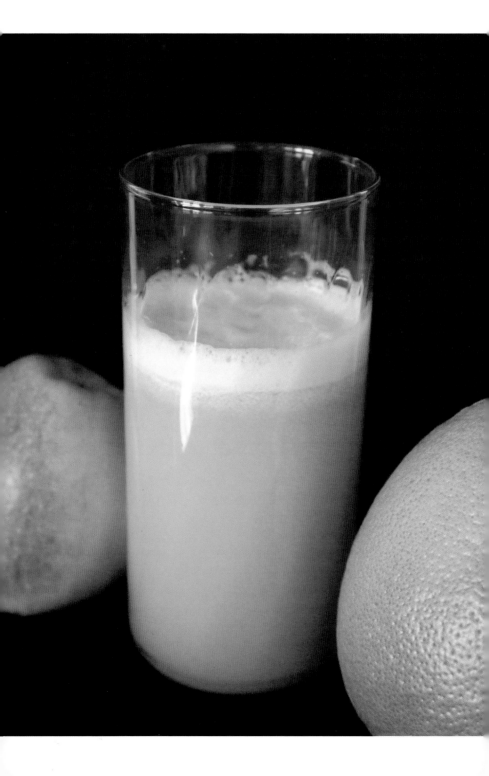

자몽&사과 주스

1컵 분량

우리가족은 사과주스를 참 좋아한다. 어렸을적 엄마가 사과주스 한통을
사오시는 날에는 눈깜짝할 사이에 사과주스가 사라지곤 하였다. 하지만
시큼한 자몽과 몸속까지 따뜻해지는 생강을 첨가한 신선한 사과주스는
그어떤 주스와도 비교 할 수 없을것이다.

사과 1개
오이 1/2개
셀러리 3개
껍질 깐 자몽 1/2개
껍질깐 생강 조금

 ◆ 모든 과일과 야채를 녹즙기에 넣고 해독주스를 만든다.

감귤류의 (레몬, 오렌지등) 과일은 껍질에 풍부한 영양소가 있기 때문에
껍질까지 사용하여 해독주스를 만들어도 좋다. 하지만 자몽은 껍질이
너무 씁쓸하기 때문에 껍질을 다 벗겨내야 하며, 과육에 붙어있는 하얀
부분에는 영양소가 풍부하니 떼어내지 말고 다 사용하도록 하자.

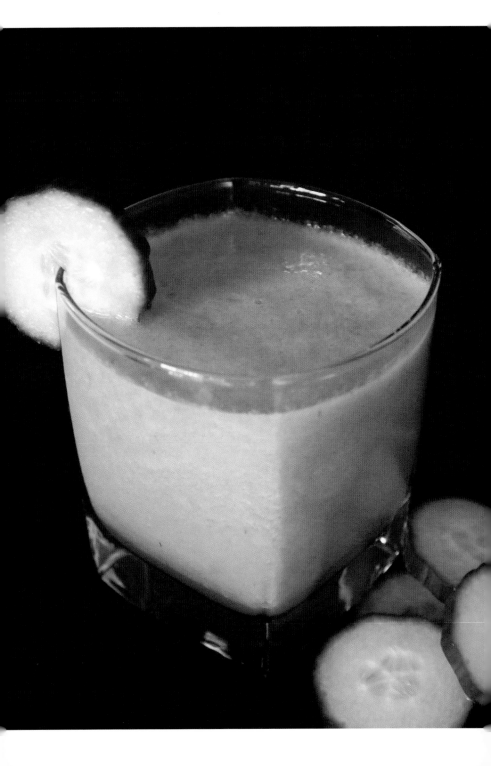

복숭아 주스

1컵 분량

잘 익은 복숭아에서 나온 부드럽고 달콤한 과일즙은 누구나 다 좋아 할 것이다. 형형색색을 가지고 있는 복숭아의 비단결과 같은 부드러움은 복숭아의 효능을 그대로 말해주고 있다. 이 해독주스를 마시면 복숭아와 같은 밝고 아름다운 피부를 갖도록 돕는다. 그러니 무엇을 망설이는가?

익은 복숭아 3개
오이 1/2개
셀러리 3개
껍질 깐 생강 조금

◆ 모든 과일과 야채를 녹즙기에 넣고 해독주스를 만든다.

복숭아가 돌처럼 딱딱하게 익지 않았다면 제 효능을 할 수 없다. 복숭아가 달콤하게 다 익을 때까지 인내심을 가지고 기다리도록 하자.

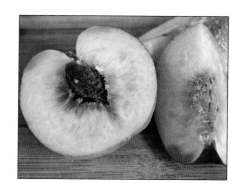

스무디

- ◆ 야채&과일 스무디
- ◆ 아보카도 스무디
- ◆ 파파야&오렌지 스무디
- ◆ 망고 스무디
- ◆ 포도 스무디
- ◆ 아루굴라 스무디
- ◆ 녹차&블루베리 스무디

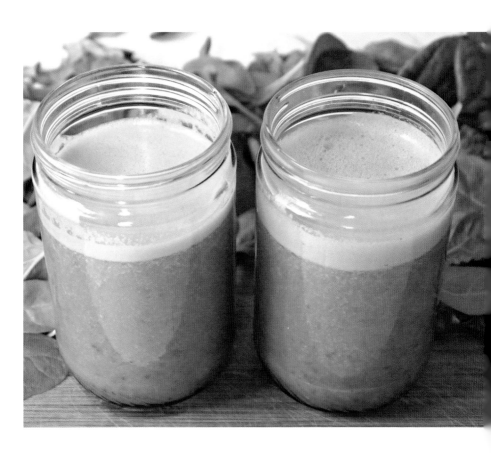

야채&과일 스무디

1컵 분량

79세인 나의 아버지는 매일 아침 일어나시자 마자 이 스무디를 드신다. 아버지는 몇 년 동안 바나나 우유 스무디를 드시곤 했다. 하지만 내가 스무디 레시피를 발명한 후 유제품은 멀리하시고 대신 녹색주스와 건강한 지방,섬유질이 포함된 주스를 드시곤 한다. 이 주스를 드시고 난 후 아버지는 체중을 감량하셨으며, 기분이 안정적이시고, 목소리도 더욱 명확해지셨다. 이 주스를 통해 아버지는 젊음을 되찾으셨다.

셀러리 2개
시금치 235g
상추 잎 4개
오이 1/2개
아오리 사과 1/2개
바나나 1/2개
아마씨 1티스푼 (선택 사항)
치아 씨드 1 티스푼 (선택 사항)
참깨 1티스푼 (선택 사항)
마카 파우더 1 티스푼 (선택 사항)
사카잉키 오일 1티스푼 (선택 사항)

- ◆ 녹즙기에 셀러리, 시금치, 상추, 오이, 사과를 넣고 해독주스를 만든다.
- ◆ 믹서기에 해독주스와 나머지 재료를 넣고 스무디를 만든다.

당신의 기분변화가 심하거나 우울증이 있다면 마카를 먹어보길 권장한다. 예전에 어머니의 의사선생님이 마카가 파워풀한 우울증 치료제 효능을 가지고 있다고 언급한적이 있었다. 그때는 몰랐지만 나의 아버지가 몇 주 동안 꾸준히 마카를 먹는것을 지켜본 결과 정말로 아버지의 우울증 치료가 놀랍도록 호전되는 것을 느낄 수 있었다.

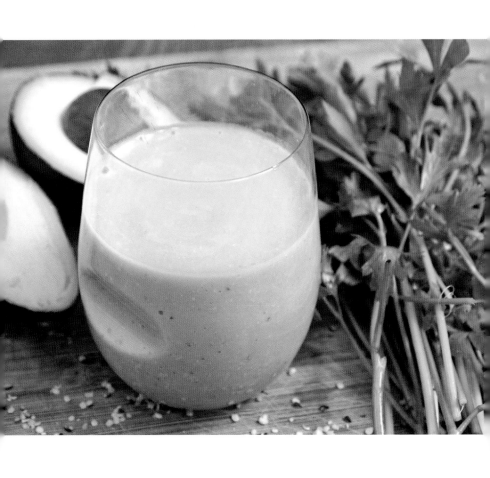

아보카도 스무디

1컵 분량

아보카도는 우유가 스무디에 딱히 들어가지 않아도 밝은 녹색을 띠며 크리미한 맛을 내주어 다른 유제품이 따로 필요없다. 또한 맛도 강하지 않고 모든 재료와도 잘 어울려 채식주의자들에게 최고의 과일이다. 해독 주스를 처음 시작하는 사람들에게 아보카도를 스무디에 넣는다고 시작 부터 겁먹지 말라. 용감하게 한번만 시도해 본다면 절대 실망스럽지 않 은 주스를 맛볼것이다.

펜넬 알뿌리 1개
껍질 깐 키위 1개
오렌지 1개
파슬리 235g
아보카도 1/2개
햄프 씨드 혹은 파우더 1티스푼 (선택 사항)

- 녹즙기에 펜넬, 키위, 오렌지, 파슬리를 넣고 해독주스를 만든다.
- 믹서기에 해독주스와 아보카도, 햄프씨드를 넣고 스무디를 만든 다. 너무 걸죽하다면 물을 넣거나 오이 반개 즙을 넣는다.
- 스무디를 만든 뒤에 바로 마셔야 한다. 그렇지 않으면 아보카도 가 금방 갈색으로 변할것이다.

좋은 아보카도를 고르기 위한 방법은 쉽다. 아보카도를 살짝 눌러보아 손가락에 눌리는 느낌이 있으면 된다. 만약 버터같이 부드러운 촉감이라면 속안은 검게 썩었을지 모른다. 돌처럼 단단한 아보카도라면 물렁해질 때까지 실온에 보관하도록 한다.

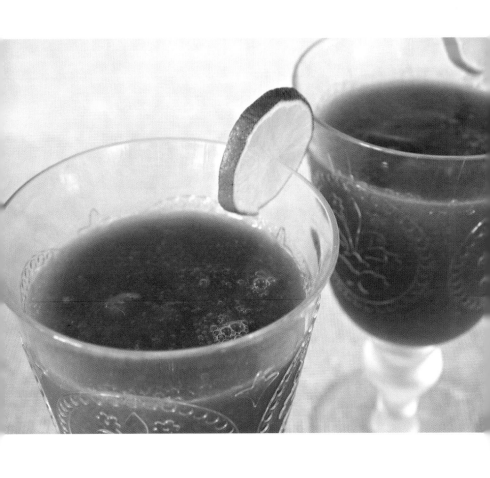

파파야&오렌지 스무디

1컵 분량

전에도 말했듯이 페루에서는 매일 아침에 신선한 파파야와 오렌지 주스를 먹는 것을 좋아한다. 이 스무디에는 간의 디톡스를 빠르게 진행 시켜 주며 중요한 장기들과 지방을 치유해주는 녹차를 첨가하였다. 또한 녹차는 잠을 깨어주는 효능도 있어 커피 대신 마시기에도 좋은 차 이다.

적당한 크기로 썬 껍질 깐 (씨 있는)파파야 235g
껍질 깐, 크게 썬 오렌지 1개
녹차 상온 118g~235g

- 모든 재료를 믹서기에 넣고 갈아서 스무디를 만든다.

몇몇 사람들은 파파야의 당분이 높다고 먹기를 꺼려하는 사람도 있다. 하지만 이 과일은 건강에 좋은 훌륭한 영양소를 가지고 있으며 특히 씨는 독소를 빼주는데 매우 탁월하다. 제일 좋은 파파야를 고르려면 만졌을때 살짝 눌리는 촉감을 가지고 있는 것을 고르길 바란다.

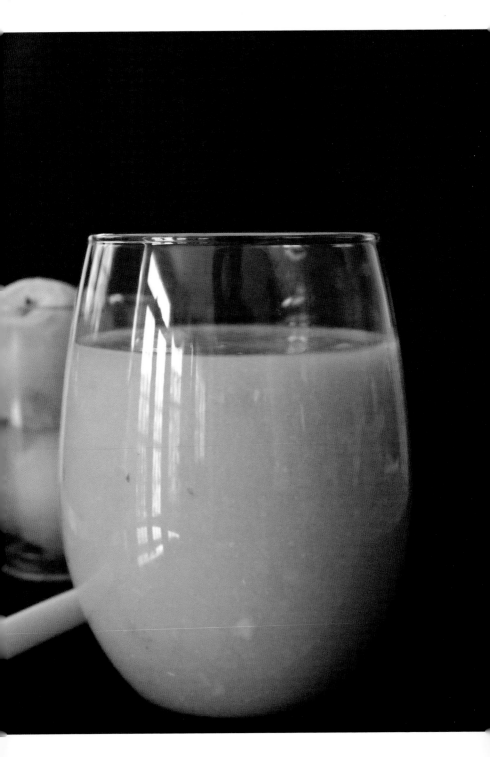

망고 스무디

1컵 분량

 당신은 하루라도 단것 없이 살 수 없는 사람이라면 망고는 대자연이 인간에게 만들어준 가장 좋은 선물이다. 디톡스 기간 동안 (혹은 아무때나) 쿠키나 케익 한조각이 먹고 싶다면 망고를 대신 먹길 바란다. 그래도 단것을 더 원한다면 아보카도나 바나나 반개를 넣어도 좋다.

  익은 망고 1/2개
  익은 골든 자두 1개
  코코넛 워터 235g
  아보카도 1/2개

 ◆ 모든 재료를 믹서기에 넣고 갈아서 스무디를 만든다..

고대 유나니(무슬림 전통의학) 전통에서 망고는 빈혈을 고치고, 몸속의 독소를 빼주며 신경계를 치료해주는 효능으로 쓰여졌다. 망고의 깊은 맛과 색을 스무디에 나타내려면 꼭 잘익은 망고를 써야한다. 겉이 초록색이라도 만졌을때 살짝 눌리는 촉감과 향기로운 냄새가 나는 망고가 잘 익은 망고이다.

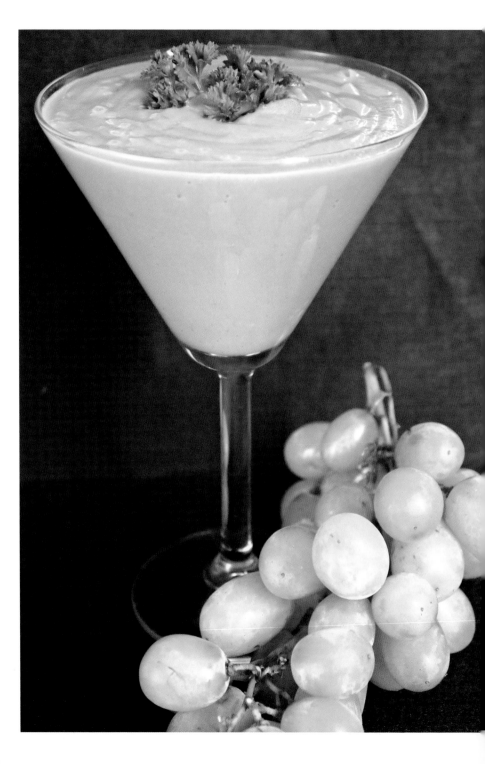

포도 스무디

1컵 분량

 많은 여성들이 자기만의 뷰티 노화우는 포도 다이어트를 통해 이루어졌다고 아직까지 말하곤 한다. (포도 다이어트란 다른 음식은 삼가한체 포도만 몇 일씩 먹는 다이어트이다.) 아유르베다 의학에서는 소화기능을 촉진시키며 건강을 위해 포도 주스만 섭취하며 금식을 하곤 하였다.

청포도 2컵
파슬리 235g
레몬 1개
아보카도 1개

- ◆ 위의 3가지 재료를 녹즙기에 넣어 해독주스를 만든다.
- ◆ 해독주스와 아보카도를 믹서기에 넣어 갈고 스무디를 만든다.

친구들은 내가 아보카도만 사용해서 크리미한 주스를 만드는것에 대해 매우 신기하게 생각한다. 나는 왜 친구들이 그렇게 신기해하는지 이해가 되지 않는다.
왜냐하면 아보카도는 수많은 디저트에 들어가며 특히 아이스크림에도 많이 들어가기 때문이다.
이렇듯 시도해보지 않으면 수많은 과일들이 어떤 특징을 가지고 있는지 전혀 모를때가 많다.
나를 믿고 아보카도를 스무디에 사용해보자. 지금까지 당신이 맛보지 못한 최고의 맛을 느껴볼 수 있을 것이다.

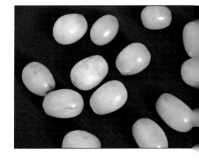

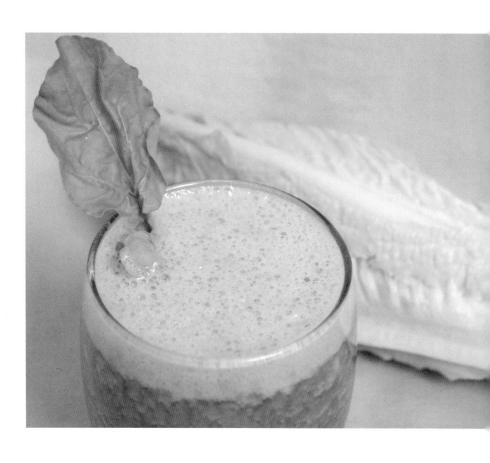

아루굴라 스무디

1컵 분량

 라켓 혹은 루콜라 라고 알려져 있는 쓴맛을 가진 아루굴라는 강하고 자극적인 맛을 통해 당신의 건강 또한 지켜줄것이다. 아루굴라는 내가 가장 좋아하는 녹색 야채중 하나로써 잎 하나에 자연의 모든 약효능이 들어가 있다. 당신의 건강을 위해 해독주스와 스무디에 자주 사용하도록 하자.

 오이 1/2개
 아루굴라 235g
 로메인 1개
 바나나 1개

 ◆ 녹즙기에 오이, 아루굴라, 로메인을 넣고 해독주스를 만든다.
 ◆ 믹서기에 바나나와 해독주스를 넣고 갈아 스무디를 만든다.

아루굴라는 해독작용을 돕고 몸의 열기를 식혀주는 효능을 가지고 있다. 그것뿐만 아니라 아루굴라의 잎은 수백 년 동안 정력제로 사용되곤 하였다. 심지어 그리스와 로마의 철학자들도 아루굴라를 즐겨 먹었을 정도이다.

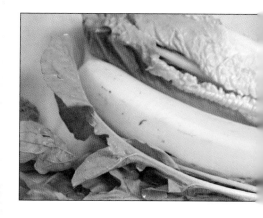

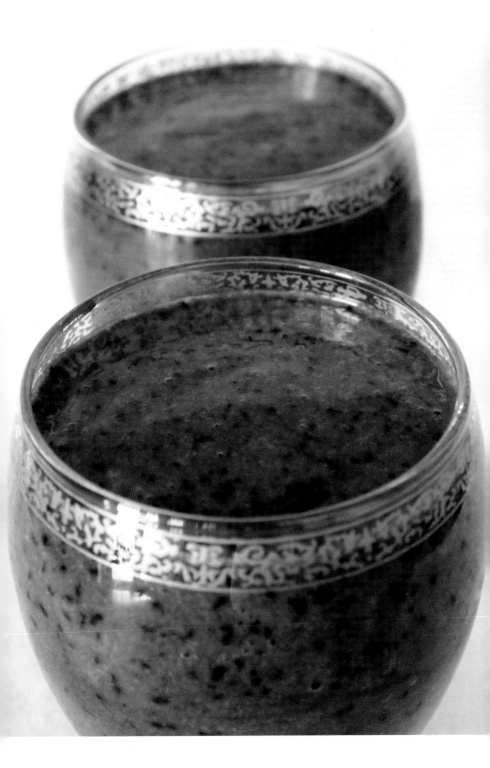

녹차&블루베리 스무디

1컵 분량

영국사람들은 규칙적으로 차를 마시는데 이것은 아주 좋은 습관이다.
하지만 흔히 마시는 차보다 녹차를 마시도록 해보자. 보통 차는 하루에
필요한 영양소들을 가지고 있지만 녹차처럼 항산화작용과 디톡스 효능
을 가지고 있지 않다.

녹차 235g
블루베리 235g
케일 235g
바나나 1/2개

- ◆ 녹차를 준비한 후 식혀둔다.
- ◆ 녹차와 모든 재료들을 믹서기에 넣어 스무디를 만든다. 필요하다
  면 녹차를 조금 더 넣어도 된다.

녹차는 혈액순환을 도우며 신진대사를 활발하게 하여 체중 감량에도
도움이 된다. 해독기간 동안 배가 고프거나 목이 마르다면 중간중간에
녹차를 마셔도 좋다.

제7장
디톡스 프로그램

해독 기간 동안, 또는 그 이후에 따라야 할 지침서

◆ 아침은 항상 레몬에이드나 스파이시 주스 한잔으로 시작한다.
◆ 하루의 마지막에는 파인애플 주스 또는 녹차나 허브 차로 마무리 한다.
◆ 끼니의 중간중간에 물을 최대한 많이 마시며 녹차나 허브차를 마셔도 좋다.
◆ 디톡스 프로그램을 시작하기 전에 의사와 상담하라.
◆ 아침, 점심, 저녁이라고 표시되어 있지 않은 뜻은 해독주스 대신 꼭 식사를 해야한다는 뜻이다. 해독기간중 무엇을 먹어야 하는지, 무엇을 먹지 않아야 하는지 4장을 다시 참고하길 바란다.
◆ 레시피에 나온 재료를 찾기 어렵다면 다른것으로 대처 하든지, 다른 해독주스를 먹어도 된다.
◆ 간식으로 먹는 해독주스는 식사 후 또는 식사전 중간에 먹어야 한다.

3일 해독프로그램

봄

◆ 1일
  ◆ 아침: 자몽&사과 주스
  ◆ 간식: 시금치&라임 주스
  ◆ 간식: 브로콜리&생강 주스
  ◆ 저녁: 토마토&베리 주스
◆ 2일
  ◆ 아침: 자몽&사과 주스
  ◆ 간식: 물냉이 주스
  ◆ 간식: 시금치&라임 주스

◆ 저녁: 토마토&베리주스
◆ 3일
  ◆ 아침: 자몽&사과 주스
  ◆ 간식: 브로콜리&생강 주스
  ◆ 간식: 물냉이 주스
  ◆ 저녁: 토마토&베리 주스

여름

- 1 일
  - 아침: 딸기&바질 주스
  - 간식: 시금치&라임 주스
  - 간식: 래디시 주스
  - 저녁: 회향&수박 주스
- 2 일
  - 아침: 딸기&바질 주스
  - 간식: 고수&당근 주스

  - 간식: 시금치&라임 주스
  - 저녁: 회향&수박 주스
- 3 일
  - 아침: 딸기&바질 주스
  - 간식: 래디시 주스
  - 간식: 고수&당근 주스
  - 저녁: 회향&수박 주스

가을

- 1 일
  - 아침: 포도 스무디
  - 간식: 그린 주스
  - 간식: 시금치&라임 주스
  - 저녁: 양배추&오이 주스
- 2 일
  - 아침: 포도 스무디

  - 간식: 겨자&브로콜리 주스
  - 간식: 그린 주스
  - 저녁: 양배추&오이 주스
- 3 일
  - 아침: 포도 스무디
  - 간식: 시금치&라임 주스
  - 간식: 겨자&브로콜리 주스
  - 저녁: 양배추&오이 주스

겨울

- 1 일
  - 아침: 녹차&블루베리 스무디
  - 간식: 허브 주스
  - 간식: 시금치&라임 주스
  - 저녁: 당근&자몽 주스
- 2 일
  - 아침: 녹차&블루베리 스무디
  - 간식: 브로콜리니 주스
  - 간식: 허브 주스

  - 저녁: 당근&자몽 주스
- 3 일
  - 아침: 녹차&블루베리 스무디
  - 간식: 시금치&라임 주스
  - 간식: 브로콜리니 주스
  - 저녁: 당근&자몽 주스

7일 해독 프로그램

봄

- ◆ 1 일
  - ◆ 아침: 아보카도 스무디
  - ◆ 간식: 시금치&라임 주스
  - ◆ 간식: 브로콜리&생강 주스
  - ◆ 저녁: 사과&아스파라거스
    주스
- ◆ 2 일
  - ◆ 간식: 물냉이 주스
  - ◆ 간식: 시금치&라임 주스
  - ◆ 저녁: 파인애플&회향 주스
- ◆ 3 일
  - ◆ 간식: 브로콜리&생강 주스
  - ◆ 간식: 물냉이 주스
  - ◆ 저녁: 파인애플&회향 주스
- ◆ 4 일
  - ◆ 아침: 아보카도 스무디
  - ◆ 간식: 시금치&라임 주스

- ◆ 간식: 브로콜리&생강 주스
- ◆ 저녁: 사과&아스파라거스
  주스
- ◆ 5 일
  - ◆ 간식: 물냉이 주스
  - ◆ 간식: 시금치&라임 주스
  - ◆ 저녁: 브로콜리&시금치 주스
- ◆ 6 일
  - ◆ 간식: 브로콜리&생강 주스
  - ◆ 간식: 물냉이 주스
  - ◆ 저녁: 브로콜리&시금치 주스
- ◆ 7 일
  - ◆ 아침: 아보카도 스무디
  - ◆ 간식: 시금치&라임 주스
  - ◆ 간식: 브로콜리&생강 주스
  - ◆ 저녁: 사과&아스파라거스
    주스

여름

- ◆ 1 일
  - ◆ 아침: 치아씨드&수박 주스
  - ◆ 간식: 시금치&라임 주스
  - ◆ 간식: 래디시 주스
  - ◆ 저녁: 오이&사과 주스
- ◆ 2 일
  - ◆ 간식: 고수&당근 주스
  - ◆ 간식: 시금치&라임 주스
  - ◆ 저녁: 키위&상추 주스

- ◆ 3 일
  - ◆ 간식: 래디시 주스
  - ◆ 간식: 고스&당근 주스
  - ◆ 저녁: 키위&상추 주스
- ◆ 4 일
  - ◆ 아침: 치아씨드&수박 주스
  - ◆ 간식: 시금치&라임 주스
  - ◆ 간식: 래디시 주스
  - ◆ 저녁: 오이&사과 주스

- 5 일
  - 간식: 고수&당근 주스
  - 간식: 시금치&라임 주스
  - 저녁: 피망 주스
- 6 일
  - 간식: 래디시 주스
  - 간식: 고수&당근 주스

가을

- 1 일
  - 아침: 아루굴라 스무디
  - 간식: 그린 주스
  - 간식: 시금치&라임 주스
  - 저녁: 크린베리 주스
- 2 일
  - 간식: 겨자&브로콜리 주스
  - 간식: 그린 주스
  - 저녁: 케일 주스
- 3 일
  - 간식: 시금치&라임 주스
  - 간식: 겨자&브로콜리 주스
  - 저녁: 케일 주스
- 4 일
  - 아침: 아루굴라 스무디
  - 간식: 그린 주스

겨울

- 1 일
  - 아침: 파인애플&치아씨드 주스
  - 간식: 허브 주스

- 저녁: 피망 주스
- 7 일
  - 아침: 치아씨드&수박 주스
  - 간식: 시금치&라임 주스
  - 간식: 래디시 주스
  - 저녁: 오이&사과 주스

- 간식: 시금치&라임 주스
- 저녁: 크린베리 주스
- 5 일
  - 간식: 겨자&브로콜리 주스
  - 간식: 그린 주스
  - 저녁: 비트&민트 주스
- 6 일
  - 간식: 시금치&라임 주스
  - 간식: 겨자&브로콜리 주스
  - 저녁: 비트&민트 주스
- 7 일
  - 아침: 아루굴라 스무디
  - 간식: 그린 주스
  - 간식: 시금치&라임 주스
  - 저녁: 크린베리 주스

- 간식: 시금치&라임 주스
- 저녁: 비타민 칵테일 주스
- 2 일
  - 간식: 브로콜리니 주스

◆ 간식: 허브 주스
◆ 저녁: 콜라드 그린 주스

◆ 3 일
  ◆ 간식: 시금치&라임 주스
  ◆ 간식: 브로콜리니 주스
  ◆ 저녁: 콜라드 그린 주스

◆ 4 일
  ◆ 아침: 파인애플&치아씨드
    주스
  ◆ 간식: 허브 주스
  ◆ 간식: 시금치&라임 주스
  ◆ 저녁: 비타민 칵테일 주스

◆ 5 일
  ◆ 간식: 브로콜리니 주스
  ◆ 간식: 허브 주스

◆ 저녁: 사과&견과류 주스

◆ 6 일
  ◆ 간식: 시금치&라임 주스
  ◆ 간식: 브로콜리니 주스
  ◆ 저녁: 사과&견과류 주스

◆ 7 일
  ◆ 아침: 파인애플&치아씨드
    주스
  ◆ 간식: 허브 주스
  ◆ 간식: 시금치&라임 주스
  ◆ 저녁: 비타민 칵테일 주스

14일 해독 프로그램

봄

◆ 1 일
  ◆ 아침: 파인애플&민트 주스
  ◆ 간식: 시금치&라임 주스
  ◆ 간식: 브로콜리&생강 주스
  ◆ 저녁: 오렌지&근대 주스

◆ 2 일
  ◆ 간식: 시금치&라임 주스
  ◆ 간식: 물냉이 주스
  ◆ 저녁: 파슬리&당근 주스

◆ 3 일
  ◆ 간식: 시금치&라임 주스

◆ 간식: 새싹 주스

◆ 4 일
  ◆ 간식: 시금치&라임 주스
  ◆ 간식: 브로콜리&생강 주스
  ◆ 저녁: 양배추&파인애플 주스

◆ 5 일
  ◆ 아침: 파인애플&민트 주스
  ◆ 간식: 시금치&라임 주스
  ◆ 간식: 물냉이 주스
  ◆ 저녁: 오렌지&근대 주스

- 6 일
  - 간식: 시금치&라임 주스
  - 간식: 새싹 주스
  - 저녁: 파슬리&당근 주스
- 7 일
  - 간식: 시금치&라임 주스
  - 간식: 브로콜리&생강 주스
- 8 일
  - 간식: 시금치&라임 주스
  - 간식: 물냉이 주스
  - 저녁: 양배추&파인애플 주스
- 9 일
  - 아침: 파인애플&민트 주스
  - 간식: 시금치&라임 주스
  - 간식: 새싹 주스
  - 저녁: 오렌지&근대 주스
- 10일
  - 간식: 시금치&라임 주스

여름

- 1 일
  - 아침: 블루베리&비트 주스
  - 간식: 시금치&라임 주스
  - 간식: 고수&당근 주스
  - 저녁: 민들레&야채 주스
- 2 일
  - 간식: 시금치&라임 주스
  - 간식: 래디시 주스
  - 저녁: 복숭아&상추 주스
- 3 일
  - 간식: 시금치&라임 주스
  - 간식: 호박 주스

- 간식: 브로콜리&생강 주스
- 저녁: 파슬리&당근 주스
- 11 일
  - 간식: 시금치&라임 주스
  - 간식: 물냉이 주스
- 12 일
  - 간식: 시금치&라임 주스
  - 간식: 새싹 주스
  - 저녁: 양배추&파인애플 주스
- 13 일
  - 아침: 파인애플&민트 주스
  - 간식: 시금치&라임 주스
  - 간식: 브로콜리&생강 주스
  - 저녁: 오렌지&근대 주스
- 14 일
  - 간식: 시금치&라임 주스
  - 간식: 물냉이 주스
  - 저녁: 파슬리&당근 주스

- 4 일
  - 간식: 시금치&라임 주스
  - 간식: 고수&당근 주스
  - 저녁: 토마토&비트 주스
- 5 일
  - 아침: 블루베리&비트 주스
  - 간식: 시금치&라임 주스
  - 간식: 래디시 주스
  - 저녁: 민들레&야채 주스
- 6일
  - 간식: 시금치&라임 주스
  - 간식: 호박 주스

- ◆ 저녁: 복숭아&상추 주스
- ◆ 7 일
  - ◆ 간식: 시금치&라임 주스
  - ◆ 간식: 고수&당근 주스
- ◆ 8 일
  - ◆ 간식: 시금치&라임 주스
  - ◆ 간식: 래디시 주스
  - ◆ 저녁: 토마토&비트 주스
- ◆ 9 일
  - ◆ 아침: 블루베리&비트 주스
  - ◆ 간식: 시금치&라임 주스
  - ◆ 간식: 호박 주스
  - ◆ 저녁: 민들레&야채 주스
- ◆ 10 일
  - ◆ 간식: 시금치&라임 주스
  - ◆ 간식: 고수&당근 주스
  - ◆ 저녁: 복숭아&상추 주스

가을

- ◆ 1 일
  - ◆ 아침: 야채&과일 스무디
  - ◆ 간식: 시금치&라임 주스
  - ◆ 간식: 그린 주스
  - ◆ 저녁: 모듬 야채 주스
- ◆ 2 일
  - ◆ 간식: 시금치&라임 주스
  - ◆ 간식: 겨자&브로콜리 주스
  - ◆ 저녁: 석류&당근 주스
- ◆ 3 일
  - ◆ 간식: 시금치&라임 주스
  - ◆ 간식: 시금치&배 주스

- ◆ 11 일
  - ◆ 간식: 시금치&라임 주스
  - ◆ 간식: 래디시 주스
- ◆ 12 일
  - ◆ 간식: 시금치&라임 주스
  - ◆ 간식: 호박 주스
  - ◆ 저녁: 토마토&비트 주스
- ◆ 13 일
  - ◆ 아침: 블루베리&비트 주스
  - ◆ 간식: 시금치&라임 주스
  - ◆ 간식: 고수&당근 주스
  - ◆ 저녁: 민들레&야채 주스
- ◆ 14 일
  - ◆ 간식: 시금치&라임 주스
  - ◆ 간식: 래디시 주스
  - ◆ 저녁: 복숭아&상추 주스

- ◆ 4 일
  - ◆ 간식: 시금치&라임 주스
  - ◆ 간식: 그린 주스
  - ◆ 저녁: 녹차&아루굴라 주스
- ◆ 5 일
  - ◆ 아침: 야채&과일 스무디
  - ◆ 간식: 시금치&라임 주스
  - ◆ 간식: 겨자&브로콜리 주스
  - ◆ 저녁: 모듬 야채 주스
- ◆ 6 일
  - ◆ 간식: 시금치&라임 주스
  - ◆ 간식: 시금치&배 주스
  - ◆ 저녁: 석류&당근 주스

- 7 일
  - 간식: 시금치&라임 주스
  - 간식: 그린 주스
- 8 일
  - 간식: 시금치&라임 주스
  - 간식: 겨자&브로콜리 주스
  - 저녁: 녹차&아루굴라 주스
- 9 일
  - 아침: 야채&과일 스무디
  - 간식: 시금치&라임 주스
  - 간식: 시금치&배 주스
  - 저녁: 모듬 야채 주스
- 10 일
  - 간식: 시금치&라임 주스
  - 간식: 그린 주스
  - 저녁: 석류&당근 주스

겨울

- 1 일
  - 아침: 사과&셀러리 주스
  - 간식: 시금치&라임 주스
  - 간식: 브로콜리니 주스
  - 저녁: 고구마&비트 주스
- 2 일
  - 간식: 시금치&라임 주스
  - 간식: 허브 주스
  - 저녁: 비트 주스
- 3 일
  - 간식: 시금치&라임 주스
  - 간식: 케일&배 주스
- 4 일
  - 간식: 시금치&라임 주스

- 11 일
  - 간식: 시금치&라임 주스
  - 간식: 겨자&브로콜리 주스
- 12 일
  - 간식: 시금치&라임 주스
  - 간식: 시금치&배 주스
  - 저녁: 녹차&아루굴라 주스
- 13 일
  - 아침: 야채&과일 스무디
  - 간식: 시금치&라임 주스
  - 간식: 그린 주스
  - 저녁: 모듬 야채 주스
- 14 일
  - 간식: 시금치&라임 주스
  - 간식: 겨자&브로콜리 주스
  - 저녁: 석류&당근 주스

  - 간식: 브로콜리니 주스
  - 저녁: 사과&견과류 주스
- 5 일
  - 아침: 사과&셀러리 주스
  - 간식: 시금치&라임 주스
  - 간식: 허브 주스
  - 저녁: 고구마&비트 주스
- 6 일
  - 간식: 시금치&라임 주스
  - 간식: 케일&배 주스
  - 저녁: 비트 주스
- 7 일
  - 간식: 시금치&라임 주스
  - 간식: 브로콜리니 주스

- 8일
  - 간식: 시금치&라임 주스
  - 간식: 허브 주스
  - 저녁: 사과&견과류 주스

- 9일
  - 아침: 사과&셀러리 주스
  - 간식: 시금치&라임 주스
  - 간식: 케일&배 주스
  - 저녁: 고구마&비트 주스

- 10일
  - 간식: 시금치&라임 주스
  - 간식: 브로콜리니 주스
  - 저녁: 비트 주스

- 11일
  - 간식: 시금치&라임 주스
  - 간식: 허브 주스

- 12일
  - 간식: 시금치&라임 주스
  - 간식: 케일&배 주스
  - 저녁: 사과&견과류 주스

- 13일
  - 아침: 사과&셀리리 주스
  - 간식: 시금치&라임 주스
  - 간식: 브로콜리니 주스
  - 저녁: 고구마&비트 주스

- 14일
  - 간식: 시금치&라임 주스
  - 간식: 허브 주스
  - 저녁: 원하는 주스 선택

RESOURCES

참고도서

- *100 Best Health Foods*, LOVE FOOD 2009
- *La Almendra y Otros Frutos Secos* by Maria Luengo, Editorial Oceano 2009
- *Ayurveda* by Robert Svoboda, Editorial Kairos 1994
- *The Big Book of Juices* by Natalie Savona, Duncan Baird 2010
- *The China Study* by T. Colin Campbell and Thomas M. Campbell II, BenBella Books 2006
- *Crazy Sexy Diet* by Kris Carr, Skirt! 2011
- *Crazy Sexy Kitchen* by Kris Carr with Chad Sarno, Hay House 2012
- *The FastDiet* by Michael Mosley and Mimi Spencer, Atria Books 2013
- *The Healthy Green Drink Diet* by Jason Manheim, Skyhorse Publishing 2012
- *In Defense of Food* by Michael Pollan, Penguin Books 2009
- *The Liver Cleansing Diet* by Sandra Cabot, SCB International 2008
- *Perfect Health* by Deepak Chopra, Three Rivers Press 2000
- *Peruvian Power Foods* by Manuel Villacorta, MS, RD, and Jamie Shaw, Health Communications Inc. 2013
- *Raw Energy* by Stephanie Tourles, Storey Publishing 2009
- *Secrets of Longevity* by Maoshing Ni, Chronicle Books 2006
- *The Whole Truth Eating and Recipe Guide* by Andrea Beaman, 2006

참고 사이트

- www.forksoverknives.com
- www.psychologyofeating.com
- www.kriscarr.com
- www.thehealthyapple.com
- www.prevention.com
- www.life.gaiam.com
- www.undergroundhealth.com
- www.eatlifewhole.com
- www.thedetoxdiva.com
- www.naturalnews.com
- www.blog.jaykordich.com
- www.foodmatters.tv
- www.doctoroz.com
- www.whfoods.com
- www.yogahealer.com

RECIPE INDEX